Sakshi Jainer
Anil Gupta
Vishal Sharma

Anestesia local em Odontopediatria

Sakshi Jainer
Anil Gupta
Vishal Sharma

Anestesia local em Odontopediatria

Métodos, técnicas e avanços no controlo da dor

ScienciaScripts

Imprint

Any brand names and product names mentioned in this book are subject to trademark, brand or patent protection and are trademarks or registered trademarks of their respective holders. The use of brand names, product names, common names, trade names, product descriptions etc. even without a particular marking in this work is in no way to be construed to mean that such names may be regarded as unrestricted in respect of trademark and brand protection legislation and could thus be used by anyone.

Cover image: www.ingimage.com

This book is a translation from the original published under ISBN 978-620-7-64120-8.

Publisher:
Sciencia Scripts
is a trademark of
Dodo Books Indian Ocean Ltd. and OmniScriptum S.R.L publishing group

120 High Road, East Finchley, London, N2 9ED, United Kingdom
Str. Armeneasca 28/1, office 1, Chisinau MD-2012, Republic of Moldova, Europe
Printed at: see last page
ISBN: 978-620-7-61934-4

RECONHECIMENTO

ओ३म्

णमो अरिहंताणं, णमो सिद्धाणं, णमो आयरियाणं, णमो उवज्झायाणं, णमो लोए सव्व साहूणं,

एसोपंचणमोक्कारो, सव्वपावप्पणासणो, मंगला णं च सव्वेसिं, पडमम हवई मंगलं

A redação desta dissertação sobre a biblioteca foi fascinante e extremamente gratificante. Gostaria de agradecer a uma série de pessoas que contribuíram para o resultado final de muitas formas diferentes.

Em primeiro lugar, expresso a minha sincera e profunda gratidão ao **Dr. Anil Gupta, Professor e Diretor do Departamento de Medicina Dentária Pediátrica e Preventiva, Faculdade de Ciências Dentárias, Universidade SGT de Gurugram,** que analisou várias versões preliminares do meu texto, fazendo sugestões críticas e colocando questões desafiantes. A sua experiência, orientação inestimável, encorajamento constante, atitude afectuosa, compreensão, paciência e crítica saudável acrescentaram consideravelmente à minha experiência. Sem a sua inspiração contínua, não teria sido possível concluir esta dissertação da biblioteca.

I Aproveito esta oportunidade para expressar o meu profundo sentimento de gratidão e os meus respeitosos cumprimentos ao meu co-orientador, **Dr. Vishal Sharma, Professor Assistente do Departamento de Medicina Dentária Pediátrica e Preventiva da Faculdade de Ciências Dentárias da Universidade SGT, Gurugram,** por me ter apresentado este tema de dissertação e pela sua supervisão meticulosa, orientação valiosa, encorajamento e apreciação crítica. Sinto-me muito orgulhoso por aprender e trabalhar com ele. As palavras não são suficientes para agradecer ao meu orientador. A sua atenção ao pormenor e a sua aplicação enérgica a qualquer problema inspiraram-me. Valorizo a sua preocupação e apoio em todos os momentos, bons e maus.

Reconheço sinceramente a minha gratidão para com os meus eminentes professores que têm sido uma maravilhosa tocha orientadora em todos os meus esforços e uma tremenda fonte de inspiração e navegação constante com a sua orientação gentil, **a Dra. Shalini Garg, a Dra. Shalu, a Dra. Nivedita, a Dra. Savreen e a Dra. Shrehya.**

As bênçãos dos meus avós, a **falecida Sra. Prakashi Devi e o falecido Sr. M.P. Singh,** sempre me guiaram na direção certa. A minha mais profunda gratidão vai para os meus pais, **a Sra. Vineeta Jainer** e o Sr. **Dinesh Jainer**. Sem o seu amor, nada teria sido possível. Devo-o a todos os meus mentores, a **Dra. Renu Jainer, o Dr. Ashok Jainer, a Sra. Uma Jainer e o Sr. Avnish Jainer,** por terem dado sempre o exemplo de trabalho árduo e força e pelo seu apoio infalível. Estou muito grata aos meus irmãos, **Dr. Rahul Jainer, Shashank Jainer e Rishabh Jainer,** às minhas irmãs, Dra. **Urvashi Verma e Ishita Jainer,** à minha cunhada, Dra. **Nikita Khurana,** e à minha querida amiga, **Dra.**

Akshita Arya pelo seu amor incansável e pela sua fé nas minhas capacidades. Os momentos e experiências maravilhosos que partilhei com cada uma delas moldaram-me para ser a pessoa que sou.

Agradeço de todo o coração aos meus colegas de grupo, **Dr. Anushi, Dr. Mansi, Dr. Neha Yadav, Dr. Prince, Dr. Sakshi Singla,** aos meus seniores, **Dr. Karuna, Dr. Rini, Dr. Snighda, Dr. Sugandha e Dr. Tabita,** aos meus juniores, **Dr. Anshula, Dr. Lata, Dr. Mahima, Dr. Minakshi, Dr. Nidhi e Dr. Shweta** pelo seu apoio e encorajamento contínuos.

Gostaria também de agradecer aos assistentes do nosso departamento, **o Sr. Manish, o Sr. Darshan, o Sr.**

Manveer, e o Sr. Vikas.

Acima de tudo, devo tudo a Deus Todo-Poderoso por me ter concedido a sabedoria, a saúde e a força para empreender esta tarefa de investigação e por me ter capacitado para a sua conclusão.

Dr. Sakshi Jainer

Índice

INTRODUÇÃO 4

HISTÓRIA 8

BIOQUÍMICA DOS ANESTÉSICOS LOCAIS 14

MECANISMO DE ACÇÃO DOS ANESTÉSICOS LOCAIS 22

INDICAÇÕES E CONTRA-INDICAÇÕES DA ANESTESIA LOCAL 30

CLASSIFICAÇÃO DOS ANESTÉSICOS LOCAIS 32

COMPOSIÇÃO 35

ANESTÉSICOS PARA APLICAÇÃO TÓPICA 53

EQUIPAMENTOS E ARMAMENTARIUM EM ANESTESIA LOCAL 58

TÉCNICAS DE ANESTESIA LOCAL HABITUALMENTE UTILIZADAS EM CRIANÇAS 70

COMPLICAÇÕES 109

DOSAGENS DE ANESTÉSICOS LOCAIS 120

ADIANTAMENTOS 122

CONCLUSÃO 138

REFERÊNCIAS 139

<u>INTRODUÇÃO</u>

Ao longo da sua existência, a humanidade tem-se empenhado na tentativa de controlar a dor associada a doenças e traumas. Há milhares de anos que se sabe que os seres humanos utilizam remédios à base de plantas para controlar a dor.[ ][1]

Os anestésicos locais são utilizados na prática dentária há mais de 100 anos. São um dos fármacos mais utilizados em medicina dentária[2]. O controlo da dor durante o procedimento dentário é essencial e difícil. O controlo da dor local é, sem dúvida, o aspeto mais crítico dos cuidados prestados ao doente em medicina dentária. [3, 4] Nas crianças, estes procedimentos estão frequentemente associados a uma quantidade significativa de dor e ansiedade, para as quais também é frequentemente necessário o controlo farmacológico do comportamento. [5, 6]

O controlo da dor intra-operatória através de anestesia local é uma parte intrínseca da prática dentária. A prática quotidiana da medicina dentária baseia-se, portanto, na obtenção de uma anestesia local adequada. A dor é o resultado da estimulação dos nociceptores, que são receptores preferencialmente sensíveis a um estímulo nocivo ou a um estímulo que se tornará nocivo se for prolongado. Quando a nocicepção atinge o córtex cerebral, pode ser percepcionada como dor. Os anestésicos locais bloqueiam a condução neuronal sensorial dos estímulos nocivos, impedindo-os de chegar ao sistema nervoso central. A utilização de agentes químicos anestésicos locais reversíveis é o método mais comum para conseguir o controlo da dor na prática dentária. [7-9]

O advento dos anestésicos locais com o desenvolvimento de técnicas de injeção de bloqueios nervosos iniciou uma nova era de conforto para o doente, permitindo simultaneamente procedimentos dentários mais extensos e invasivos. [10,11] Muitas das técnicas evoluíram lentamente ao longo do tempo e tornaram-se mais eficientes e reprodutíveis. A importância da anestesia local não pode ser exagerada. Sem a anestesia local, muitos dos procedimentos cirúrgicos e dentários actuais não poderiam ser realizados e, de outra forma, exigiriam métodos mais invasivos para obter o conforto do doente. [12,1 3]

A descoberta e a utilização da cocaína como agente anestésico marcaram a história no domínio dos anestésicos locais. A investigação contínua com a cocaína para ultrapassar a sua potencial dependência, toxicidade e outras desvantagens levou à síntese de muitos novos agentes anestésicos locais. Além disso, a adição de vasoconstritores levou a um aumento da eficácia e a uma diminuição da toxicidade, contribuindo para a sua popularidade. [14]

Com a introdução da anestesia de condução, a injeção distal ao local de trabalho passou a existir, proporcionando um maior conforto ao paciente. Descobertas como seringas e sistemas de cartuchos transformaram os anestésicos locais numa experiência melhor, sofisticada e confortável, tanto para os pacientes como para os dentistas. [15]

A disponibilidade atual de uma série de medicamentos anestésicos locais facilitou a realização de vários procedimentos. Os doentes que têm contra-indicações para um tipo de fármaco anestésico podem ser tratados com outro tipo de fármaco, com menos probabilidades de causar possíveis efeitos secundários na sua saúde. O tratamento sob anestesia local de doentes clinicamente comprometidos liberta-os de procedimentos de anestesia geral e das suas complicações. [16, 17]

Em odontopediatria, a sensação de dor é gerada por estímulos como o som da broca ou o toque da agulha no momento da administração do anestésico local e não depende necessariamente de danos nos tecidos. [18, 19] A injeção é a causa mais comum de ansiedade em pacientes pediátricos, o que afecta a qualidade do tratamento dentário. As pomadas, os sprays anestésicos, os géis ou os adesivos são aplicações tópicas de anestésico local utilizadas para reduzir a dor das injecções de anestésico local. A vibração da mucosa durante a injeção de AL foi desenvolvida para ultrapassar a limitação da dor. Trata-se de uma técnica não-farmacológica utilizada para reduzir a dor associada à injeção de anestésico local. [20-2 2]

Os agentes e o equipamento de administração de anestésicos atualmente disponíveis oferecem ao médico uma série de opções para gerir eficazmente a dor associada aos procedimentos dentários. O conhecimento adequado da anestesia local e da sua utilização na prática reduz o peso da dor dos doentes e ajuda a conseguir o tratamento correto com menos ou nenhuma experiência indesejável, sendo obrigatório o uso criterioso de qualquer agente. [2 3] Com o desenvolvimento dos fármacos, ocorrem várias alterações estruturais. Fármacos potentes como a articaína e a mepivacaína diferem na sua potência, toxicidade e duração da ação. A adição de vasoconstritores e a disponibilidade em diferentes concentrações proporcionam uma gama de escolha, tornando-a mais específica e menos prejudicial. A realização de uma boa anestesia local requer o conhecimento dos agentes utilizados, da neuroanatomia envolvida, das técnicas e dos dispositivos disponíveis. [24,2 5]

Uma vez que a dose pediátrica de solução anestésica é limitada pela idade e pelo peso, observa-se a necessidade de uma técnica e de um agente anestésico local promissores para o tratamento de crianças.

Vários agentes actuam bloqueando a condução de impulsos para o córtex cerebral. Reacções como a absorção, diluição, biotransformação, remoção, hidrólise, etc. ocorrem no corpo humano em resposta à administração de qualquer agente. A soma líquida de tais reacções produz o efeito desejado durante o tempo necessário, o que permite ao dentista realizar o procedimento planeado. [26]

As propriedades físicas e químicas dos anestésicos locais e as técnicas determinam a sua eficácia. Os medicamentos e métodos mais recentes são concebidos tendo em conta a redução das complicações e da toxicidade e o aumento do nível de conforto durante a administração. Diferentes diluições com epinefrina e infiltrações suplementares aumentaram os efeitos anestésicos e, assim, reduziram a dor em pacientes especialmente com pulpite irreversível. [27-29]

As melhorias nos agentes e técnicas de anestesia local são provavelmente os avanços mais significativos que ocorreram nas ciências dentárias, permitindo à profissão dentária moderna fazer enormes avanços terapêuticos que de outra forma não teriam sido possíveis. [-303 3] Os anestésicos actuais são seguros, eficazes e podem ser administrados com uma irritação negligenciável dos tecidos moles e com preocupações mínimas relativamente a reacções alérgicas. Existem medicamentos versáteis que têm sido aplicados para infiltração, bloqueio nervoso e administração intravenosa de anestesia. A sua introdução clínica alterou profundamente a medicina perioperatória. [34]

Paralelamente aos avanços nas neurociências, a compreensão da Anestesia Local tornou-se muito mais pormenorizada e eficiente, permitindo ao médico realizar o procedimento necessário de forma mais eficaz. [35]

A anestesia local surgiu como uma bênção para a prática dentária. A investigação e os avanços contínuos neste domínio aumentam o vasto âmbito destes agentes. A sua utilização sensata pode ajudar o médico dentista a obter o resultado pretendido com o mínimo ou o mínimo de desconforto, pelo que pode ser utilizada em conformidade. [36]

<u>HISTÓRIA</u>

A capacidade de controlar a dor é uma parte essencial de todos os procedimentos dentários.

De acordo com Denise Prichard (2015)[37] , as práticas de anestesia para aliviar a dor começaram já em 2250 a.C., e a evolução da anestesia dentária percorreu um longo caminho até à era atual.

2250 BC	A Babylonian clay tablet reveals the remedy for pain of dental cavities. The cement that was used was made by mixing henbane seed with gum mastic.
1000 BC	In India, wine is used to produce insensibility.

A descoberta da anestesia é atribuída aos dentistas. O seu encontro diário com pacientes que sofrem de dor é considerado um fator de motivação para encontrar um remédio para aliviar a dor.

Um grande avanço na anestesia local moderna foi feito em 1841, quando Zophar Jayne[38] , um médico americano, criou a estrutura para a seringa hipodérmica moderna.

Foram dois os dentistas que introduziram a anestesia pela primeira vez. Horace Wells[39] (18151848) em 1844 efectuou a anestesia com óxido nitroso e William Thomas Green Morton [40] (1819-1868), com éter em 1846.

Os agentes anestésicos locais, a base da medicina dentária moderna e indolor, foram desenvolvidos mais tarde. O florentino Américo Vespúcio (1451- 1512) foi o primeiro europeu a documentar o uso humano da folha de coca. [41]

A primeira referência aos efeitos anestésicos da coca foi feita pelo jesuíta espanhol Bernabé Cobo (1582-1657), que, no manuscrito de 1653 sobre o Novo Mundo, menciona que as dores de dentes podem ser aliviadas pela mastigação de folhas de coca. [42]

Niemann, em 1860, conseguiu isolar o princípio ativo, a que deu o nome de cocaína.

O seu discípulo Wilhelm Lossen (1838-1906) deu a fórmula molecular correcta [-C17H21NO4-] em 1865. [43]

Em 1880, o aristocrata russo e médico Basil Von Anrep, da Universidade de Würzburg, publicou um artigo sobre as suas experiências com animais (ratos, cães, gatos, coelhos e pombos), tecidos e órgãos de animais e, sobretudo, consigo próprio. Anrep injectou uma pequena quantidade de uma solução de cocaína 0,003-0,5 (equivalente a 0,6%) sob a pele do seu braço, o que deixou a zona insensível a pancadas. [44]

Fez o mesmo com uma solução de 0,005-0,05 (equivalente a 1%) aplicada externamente na sua língua, o que também provocou insensibilidade às pancadas. Finalmente, nas suas conclusões, recomenda a cocaína como anestésico cirúrgico.

O médico austríaco Sigmund Freud (1856-1939) recomendou a própria cocaína em 1884.[45]

O oftalmologista vienense Carl Koller (1857-1944) entrou em contacto com Sigmund Freud. Freud estava interessado nos efeitos estimulantes da cocaína para uso na superação da dependência da morfina e encorajou Koller a participar numa série de experiências com cocaína. Koller notou o efeito de amortecimento na sua língua quando engoliu a cocaína. [45]

Em 11 de setembro de 1884, Koller realizou a primeira operação com anestesia local a um doente com glaucoma, marcando mais um acontecimento no percurso de LA.

A notícia das descobertas de Koller apareceu noutras publicações da época e desencadeou o desenvolvimento da anestesia regional e local. Entre setembro de 1884 e finais de 1885, surgiram nos Estados Unidos e no Canadá 60 publicações sobre anestesia local com cocaína.

Table. 1 Stages of discovery of local anesthetic effect of cocaine in late 1884	
Stages in Discovery of Local Anesthetic Effect of Cocaine in Late 1884[44]	
July	Sigmund Freud publishes his paper on cocaine
September 11	Carl Koller performs the first operation, on a glaucoma patient, using cocaine as a local anesthetic
September 15–16	German Society of Ophthalmology Congress in Heidelberg had Koller's paper read.
October 11	Henry D. Noyes publishes a review of the Heidelberg Congress in the New York Medical Record
October 17	Carl Koller reads his paper to the Medical Society of Vienna
October 25	Carl Koller publishes his paper in the Wiener Medizinische Wochenschrift
December 6	J. N. Bloom translates Koller's paper and publishes it in The Lancet. Richard John Hall reports the first application of local anesthesia in dentistry, and William Stewart Halsted conducts the first truncular block of the mandibular nerve.

Em 6 de dezembro de 1884, Hall publicou um relatório sobre o primeiro bloqueio de nervo bem sucedido, que foi realizado no contexto da medicina dentária. O Dr. Nash, de Nova Iorque, conseguiu bloquear o plexo infraorbitário com 8 mínimos (cerca de 0,5 ml) de cloridrato de cocaína a 4% ("cloridrato de cocaína" no relatório de Hall) para obturar um incisivo superior, enquanto o Dr. Halst bloqueou o nervo dentário inferior num estudante de medicina utilizando 9 mínimos da mesma solução.

Halsted e Hall desenvolveram técnicas de bloqueio de nervos e de regiões. Mais tarde, foi François Franck que cunhou o termo em 1892. [46,47]

Entre 1884 e 1891, foram registados 200 casos de intoxicação sistémica e 13 mortes atribuídas à droga, o que fez com que o entusiasmo pela mesma diminuísse e levou os médicos a recorrerem a gases como o óxido nitroso e o éter, sobretudo para pequenas cirurgias, como as que ocorrem em medicina dentária. Além disso, por esta altura, os efeitos viciantes da cocaína começaram a emergir, uma vez que vários dos primeiros consumidores, entre os quais Freud e Halsted, foram vítimas dela. [48]

As desvantagens da cocaína ainda eram significativas e a investigação para encontrar um substituto sintético foi amplamente empreendida. Em 1905, Alfred Einhorn e os seus associados em Munique relataram a sua descoberta da procaína, um anestésico local sintético à base de ésteres. [49]

Em 1906, Guido Fishcer, diretor do Instituto Universitário de Medicina Dentária de Greifswald, na Alemanha, apresentou o que viria a ser a seringa moderna. Este modelo não tinha todas as características que se vêem atualmente; no entanto, a versão de Fischer estabeleceu a estrutura para as gerações vindouras.
Um grande avanço ocorreu no final da Primeira Guerra Mundial, em 1917, quando Harvey S. Cook introduziu o sistema de cartucho. [50]

Em 1943, Nils Lofgren, um químico sueco, sintetizou um novo agente anestésico local à base de amida, derivado da xilidina, e chamou-lhe "lidocaína". A lidocaína era mais potente e menos alergénica do que a procaína e os outros anestésicos à base de ésteres. As vantagens dos agentes anestésicos à base de amida, em particular a sua taxa muito baixa de alergenicidade em comparação com os anestésicos de tipo éster, levaram à sua substituição gradual e completa dos anestésicos à base de éster na utilização dentária. Os últimos anestésicos de ésteres embalados num cartucho de seringa dentária foram descontinuados em meados da década de 1990. [51]

A mepivacaína foi introduzida em 1960. Uma solução a 2% de mepivacaína tem índices de potência e toxicidade aproximadamente equivalentes a uma solução a 2% de lidocaína. A maior vantagem da mepivacaína é o facto de ter menos atividade vasodilatadora do que a lidocaína, pelo que pode ser utilizada de forma fiável como solução não vasoconstritora para procedimentos de curta duração.

A prilocaína foi também introduzida em 1960. É ligeiramente menos potente e consideravelmente menos tóxica do que a lidocaína como agente anestésico local. Tal como a mepivacaína, a prilocaína produz menos vasodilatação dos tecidos do que a lidocaína e pode ser utilizada de forma fiável sob a forma de solução simples para procedimentos de curta duração. [51]

A bupivacaína é um análogo da mepivacaína que apresenta um aumento de quatro vezes na potência e toxicidade e um aumento notável na duração da anestesia. Foi lançada nos Estados Unidos em 1983 e está disponível apenas como solução a 0,5 por cento com epinefrina 1:200.000. [52]

A articaína é um análogo da prilocaína em que a porção do anel benzénico presente em todos os outros anestésicos locais amida foi substituída por um anel tiofénico. [52] Embora só tenha sido lançada nos Estados Unidos em abril de 2000, a articaína está disponível na Alemanha desde 1976 e no Canadá desde 1983, em várias formulações.

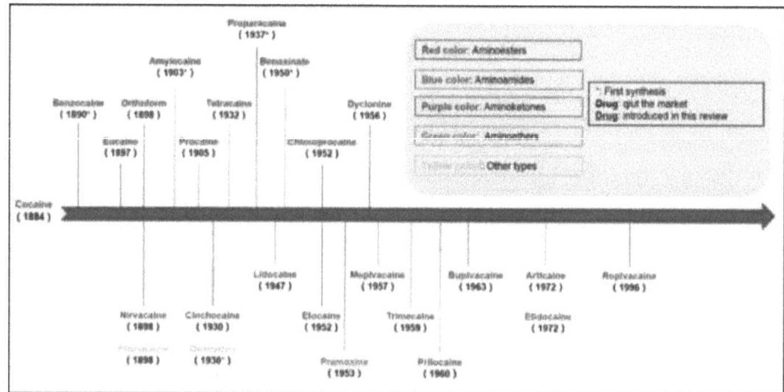

Fig.1 Filogenia e aplicações dos anestésicos locais, Stanley F. Melamed. Handbook of Local Anesthesia. Sexta edição.

A procura clínica de agentes aptos a realizar anestesia transdérmica levou ao desenvolvimento, em 1994, de um creme, o EMLA (mistura eutética de lidocaína e prilocaína), baseado numa emulsão óleo-em-água de dois agentes anestésicos.

Outro novo avanço na anestesia local, que ainda não foi amplamente divulgado, surgiu em 2009, quando foi introduzida no mercado uma forma injetável de mesilato de fentolamina, um vasodilatador que reverte a anestesia local.

Atualmente, a indústria farmacêutica continua a explorar o desenvolvimento de anestésicos locais mais seguros e mais eficazes e os seus métodos de administração, numa busca que já percorreu um longo caminho desde as primeiras descobertas para garantir melhores experiências e resultados para os doentes. [53]

BIOQUÍMICA DOS ANESTÉSICOS LOCAIS

As propriedades gerais de uma solução anestésica local ideal são as seguintes -[54]

- A sua ação deve ser reversível.
- Não deve ser irritante para os tecidos e não deve produzir qualquer reação local secundária.
- Deve ter um baixo grau de toxicidade sistémica.
- Deve ter um início rápido e uma duração suficiente para ser vantajoso.
- Deve ter uma potência suficiente para dar anestesia completa sem a utilização de soluções concentradas nocivas.
- Deve ter propriedades de penetração suficientes para ser eficaz como anestésico tópico.
- Deve ser relativamente isento de reacções alérgicas.
- Deve poder ser estável em solução e sofrer biotransformação rapidamente no organismo.
- Deve ser estéril ou suscetível de ser esterilizado pelo calor sem se deteriorar.

ELECTROFISIOLOGIA DA CONDUÇÃO NERVOSA

Um nervo possui um potencial elétrico negativo em repouso de -70 mV que existe através da membrana nervosa. Este é produzido por concentrações diferentes de iões em ambos os lados da membrana. Um estímulo excita o nervo, o que leva a

[55]

A.   Uma fase inicial de despolarização lenta. O potencial elétrico no interior do nervo torna-se ligeiramente menos negativo.

B.   Quando o potencial elétrico em queda atinge um nível crítico, resulta uma fase de despolarização extremamente rápida. Esta fase é designada por potencial limiar ou limiar de disparo.

C.   Esta fase de despolarização rápida resulta numa inversão do potencial elétrico através da membrana nervosa.

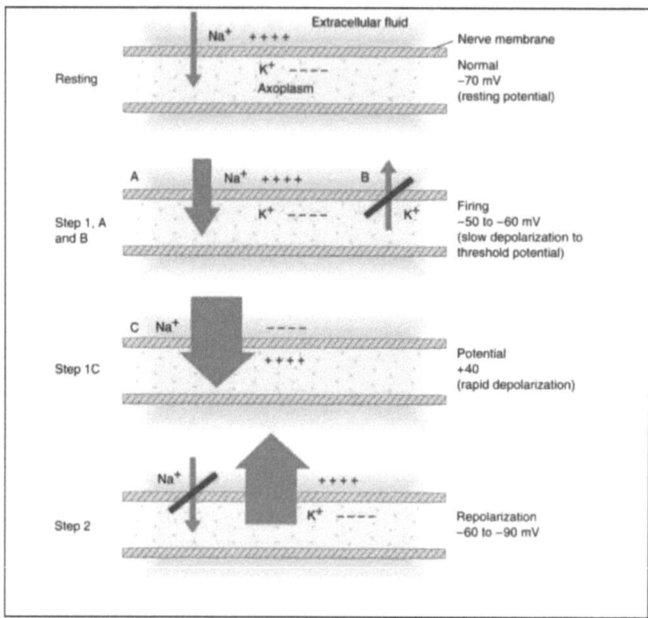

Fig. 2 O interior do nervo com potencial elétrico de +40 mV Stanley F. Melamed. Manual de Anestesia Local. Sexta edição.

Após estas etapas de despolarização, ocorre a repolarização. O potencial elétrico torna-se gradualmente mais negativo no interior da célula nervosa em relação ao exterior até se atingir novamente o potencial de repouso original de -70 mV.

Todo o processo (passos 1 e 2) requer 1 milissegundo (mseg); a despolarização (passo 1) demora 0,3 mseg; a repolarização (passo 2) demora 0,7 mseg.

Os acontecimentos dependem de dois factores importantes:

As concentrações de electrólitos no axoplasma (interior da célula nervosa) e nos fluidos extracelulares, e a permeabilidade da membrana nervosa aos iões de sódio e potássio [56].

Tabela. 2 Diferentes concentrações intracelulares e extracelulares de iões

Ion	Intracellular [mEq/L]	Extracellular [mEq/L]	Ratio [approximate]
Potassium [K+]	110 – 170	3 – 5	27 : 1
Sodium [Na+]	5-10	140	1 : 14
Chloride [Cl-]	5-10	110	1 : 11

Os iões têm diferentes concentrações intracelulares e extracelulares. Estes gradientes iónicos diferem porque a membrana nervosa apresenta uma permeabilidade selectiva aos iões.

Noback [1981][57] afirmou que, no seu estado de repouso, a membrana nervosa é

- Ligeiramente permeável aos iões de sódio (Na)$^+$

- Livremente permeável aos iões de potássio (K)$^+$

- Livremente permeável aos iões cloreto (Cl)$^-$

O potássio permanece no axoplasma, apesar da sua capacidade de se difundir livremente através da membrana nervosa e do seu gradiente de concentração. Isto acontece porque a carga negativa da membrana nervosa retém os iões de carga positiva por atração eletrostática.

O cloreto permanece no exterior da membrana nervosa em vez de se mover ao longo do seu gradiente de concentração para o interior da célula nervosa, porque a influência eletrostática oposta, quase igual (gradiente eletrostático do interior para o exterior) força a migração para o exterior. O resultado líquido é a ausência de difusão do cloreto através da membrana.

O sódio migra para o interior porque tanto a concentração (maior no exterior) como o gradiente eletrostático (ião positivo atraído pelo potencial intracelular negativo) favorecem essa migração. Apenas o facto de a membrana nervosa em repouso ser relativamente impermeável ao sódio impede um influxo maciço deste ião. [58]

Excitação da membrana

Despolarização

A excitação de um segmento nervoso leva a um aumento da permeabilidade da membrana celular aos iões de sódio. Isto ocorre através de um alargamento transitório dos canais iónicos transmembranares. Este alargamento é suficiente para permitir a passagem sem obstáculos de iões de sódio hidratados. O rápido influxo de iões de sódio para o interior da célula nervosa provoca a despolarização da membrana nervosa do seu nível de repouso para o seu limiar de disparo de aproximadamente -50 a -60 mV.

Os canais da membrana estão parcialmente ocluídos; o nervo está em repouso. Os iões de sódio hidratados (Na^+) são demasiado grandes para passar através dos canais, embora os iões de potássio (K^+) possam passar sem impedimentos. [5 8]

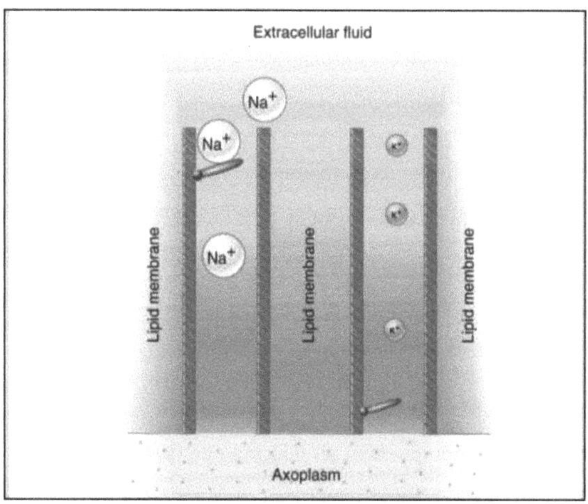

Fig. 3 Canais de membrana parcialmente ocluídos que permitem o movimento livre de K $^+$

Stanley F. Melamed. Handbook of Local Anesthesia (Manual de Anestesia Local). Sexta edição.

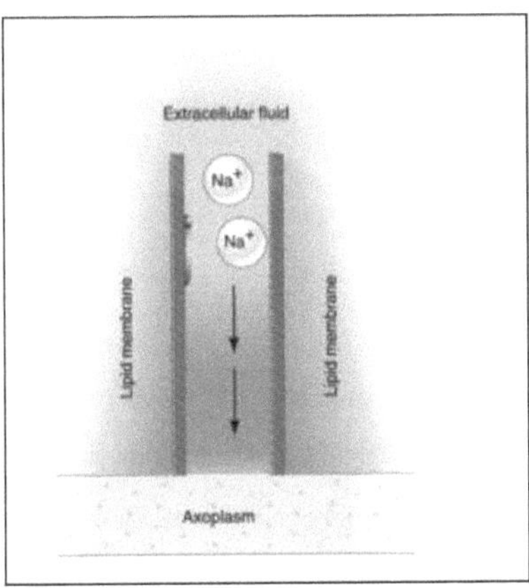

Fig. 4 Canais de membrana abertos à vista. Os iões de sódio hidratados (Na⁺) passam agora sem obstáculos através do canal de sódio. Stanley F. Melamed. Handbook of Local Anesthesia (Manual de Anestesia Local). Sexta edição.

De acordo com **Keynes, RD [1979],** o limiar de disparo é, na verdade, a magnitude da diminuição do potencial transmembranar negativo que é necessário para iniciar um potencial de ação. [58]

Num nervo normal, o limiar de disparo permanece constante. A exposição do nervo a um anestésico local aumenta o seu limiar de disparo. A elevação do limiar de disparo significa que mais sódio deve atravessar a membrana para diminuir o potencial transmembrana negativo até um nível em que ocorra a despolarização.

Quando o limiar de disparo é atingido, a permeabilidade da membrana ao sódio aumenta drasticamente e os iões de sódio entram rapidamente no axoplasma. No final da despolarização (o pico do potencial de ação), o potencial elétrico do nervo é na realidade invertido; existe um potencial elétrico de +40 mV. Todo o processo de despolarização requer aproximadamente 0,3 mseg.

<u>**Repolarização**</u>

O potencial de ação termina quando a membrana repolariza. Isto ocorre pela inativação do aumento da permeabilidade ao sódio. Além disso, em muitas células, a permeabilidade ao potássio também aumenta, resultando no efluxo de K+ e levando a uma repolarização mais rápida da membrana e ao retorno ao seu potencial de repouso. O movimento dos iões de sódio para dentro da célula durante a despolarização e o movimento subsequente dos iões de potássio para fora da célula durante a repolarização são movimentos passivos porque cada ião se move ao longo do seu gradiente de concentração.

Após o retorno do potencial de membrana ao seu nível original (-70 mV), existe um ligeiro excesso de sódio no interior da célula nervosa, juntamente com um ligeiro excesso de potássio a nível extracelular. Inicia-se então um período de atividade metabólica em que ocorre a transferência ativa de iões de sódio para fora da célula através da bomba de sódio. É necessário um gasto de energia para mover os iões de sódio para fora da célula nervosa contra o seu gradiente de concentração; esta energia provém do metabolismo oxidativo do trifosfato de adenosina (ATP). Pensa-se que o mesmo mecanismo de bombeamento é responsável pelo transporte ativo dos iões de potássio para o interior da célula contra o seu gradiente de concentração. O processo de repolarização requer 0,7 mseg.

Cattarall [1988] afirmou que, durante a despolarização, a maior parte dos canais iónicos de sódio se encontra no seu estado aberto (O), o que permite o rápido influxo de Na+.[59]] Segue-se um declínio mais lento para um estado de inativação (I) dos canais para um estado não condutor. A inativação converte temporariamente os canais num estado a partir do qual não podem abrir em resposta à despolarização, o que é designado por período refratário absoluto. Este estado inactivado é lentamente convertido de volta, de modo que a maioria dos canais se encontra na sua forma fechada (C) em repouso quando a membrana é repolarizada (-70 mV). Após a despolarização, os canais mudam de configuração, primeiro para um estado aberto condutor de iões (O) e depois para um estado inativo não condutor (I).

A despolarização inverte o potencial da membrana em repouso do interior negativo (esquerda) para o interior positivo (centro). As proteínas do canal sofrem alterações conformacionais correspondentes do estado de repouso (fechado) para o estado de condução de iões (aberto). As mudanças de estado continuam de aberto (centro) para inativo (direita), onde a configuração do canal assume um estado diferente, mas ainda impermeável. Com a repolarização, o canal refratário inativado volta à configuração inicial de repouso (esquerda), pronto para a próxima seqüência.

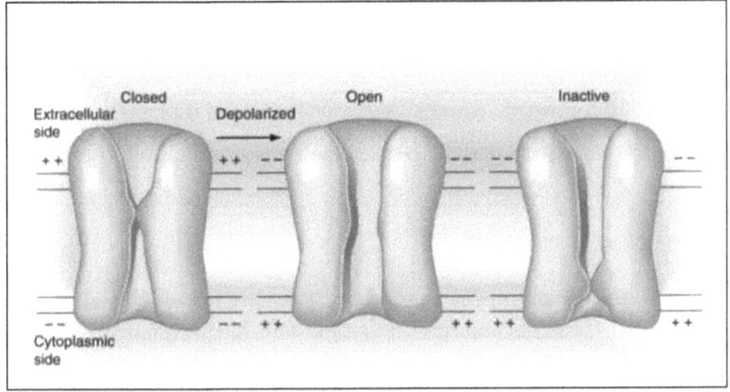

Fig. 5 Estado de transição do canal de sódio
Stanley F. Melamed. Handbook of Local Anesthesia (Manual de Anestesia Local). Sexta edição.

MECANISMO DE ACÇÃO DOS ANESTÉSICOS LOCAIS

Os anestésicos locais alteram os processos de geração e transmissão de impulsos. É possível que os anestésicos locais interfiram com o processo de excitação numa membrana nervosa de uma ou mais das seguintes formas [60]:

1. Alteração do potencial básico de repouso da membrana nervosa

2. Alteração do potencial limiar (nível de disparo)

3. Diminuição da taxa de despolarização

4. Prolongamento da velocidade de repolarização

De Jong [1963] afirmou que os anestésicos locais diminuem a taxa de despolarização. Por isso, a despolarização celular não é suficiente para reduzir o potencial de membrana de uma fibra nervosa ao seu nível de disparo, e não ocorre um potencial de ação propagado. [61]

Shandler L [1965] afirmou que a relação entre os grupos hidrofílicos e lipofílicos é importante. O fármaco necessita de uma elevada solubilidade lipídica para penetrar na membrana rica em lípidos do axónio e também necessita de uma elevada solubilidade em água para ser transportado através dos canais linfáticos para os nervos. [62]

Ao longo dos anos, foram apresentadas muitas teorias para explicar o mecanismo de ação dos anestésicos locais, incluindo as teorias da acetilcolina, do deslocamento do cálcio e da carga superficial.

1) Teoria da acetilcolina

Dettbarn [1967] afirmou que a libertação de acetilcolina na junção sináptica altera a permeabilidade da membrana plasmática, o que permite a despolarização responsável pela transmissão do impulso. Os agentes LA previnem este fenómeno através do seu efeito sobre a acetilcolina. Mas nenhuma evidência indica que a acetilcolina esteja envolvida na transmissão neural ao longo do corpo do neurónio. [63]

2) <u>Teoria da deslocação do cálcio</u>

Goldman et al [1966] afirmaram que a anestesia era produzida pelo deslocamento do cálcio de algum local da membrana que controlava a permeabilidade ao sódio. Mas as evidências mostraram que a variação da concentração de iões de cálcio que banham um nervo não afecta a potência anestésica local. Este facto reduziu a credibilidade desta teoria. [64]

3) <u>Teoria da carga superficial (teoria da repulsão)</u>

Wei [1969] apresentou o conceito. Segundo ele, os anestésicos locais actuam ligando-se à membrana nervosa e alterando o potencial elétrico na superfície da membrana.[65]

Os dados actuais indicam que o potencial de repouso da membrana nervosa não é alterado pelos anestésicos locais e que os anestésicos locais convencionais actuam nos canais da membrana e não na sua superfície.

Além disso, a teoria da carga superficial não pode explicar a atividade de moléculas anestésicas não carregadas no bloqueio dos impulsos nervosos, como a benzocaína. Por conseguinte, esta teoria foi rejeitada.

4) <u>Teoria da expansão da membrana</u>

A teoria da expansão da membrana afirma que as moléculas de anestésico local se difundem nas regiões hidrofóbicas das membranas, produzindo uma perturbação geral da estrutura da membrana. Isto resulta na expansão de alguma região crítica da membrana e impede um aumento da permeabilidade aos iões de sódio.[60]
Os agentes anestésicos locais são altamente solúveis em lípidos e, por isso, podem penetrar facilmente na porção lipídica da membrana celular. A penetração na porção lipídica produz uma alteração na configuração da matriz lipoproteica da membrana nervosa. Isto resulta numa diminuição do diâmetro dos canais de sódio, o que leva à inibição tanto da condutância do sódio como da excitação neural.

A teoria da expansão da membrana serve como uma possível explicação para a atividade anestésica local de um fármaco como a benzocaína, que não existe na forma catiónica, mas que ainda assim exibe uma potente atividade anestésica tópica.

Foi demonstrado que as membranas nervosas, de facto, se expandem e se tornam mais fluidas quando expostas a anestésicos locais. No entanto, não existem provas directas que sugiram que a condução nervosa seja totalmente bloqueada pelo conceito de expansão da membrana.[60]

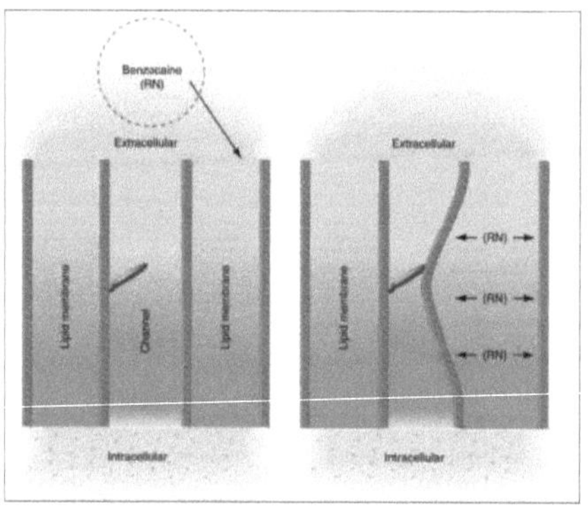

Fig.6 Teoria da expansão da membrana
Stanley F. Melamed. Handbook of Local Anesthesia (Manual de Anestesia Local). Sexta edição.

5)   Teoria dos receptores específicos

Esta é a teoria mais aceite atualmente.

Afirma que os AL actuam através da ligação a receptores específicos no canal de sódio. A ação do fármaco é direta e não mediada por uma carga nas propriedades gerais da membrana celular. **Butterworth et al [1990]**[66]**, Ritchi et al [1975]**[67] indicaram que existe um local recetor específico para os anestésicos locais no canal de sódio, quer na sua superfície externa quer na superfície interna do axoplasma.

Quando o anestésico local se liga aos receptores, a permeabilidade aos iões de sódio diminui ou é eliminada e a condução nervosa é interrompida com sucesso.

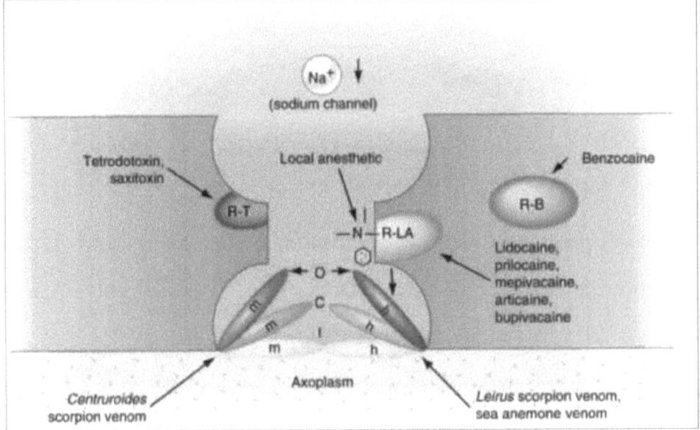

Fig. 7 Anestésicos locais que inibem a condução nervosa

Stanley F. Melamed. Handbook of Local Anesthesia (Manual de Anestesia Local). Sexta edição.

Processo de bloqueio

Assim que a solução anestésica local é depositada o mais próximo possível do nervo, a solução começa a difundir-se em todas as direcções de acordo com o gradiente de concentração prevalecente nessa área. Uma parte do anestésico local injetado difunde-se em direção ao nervo e para dentro do nervo. Além disso, uma parte significativa do fármaco injetado difunde-se para longe do nervo.

Ocorrem várias reacções [68]:

1 Parte do medicamento é absorvida por tecidos não neurais (por exemplo, músculo, gordura).

2 Uma parte é diluída pelo líquido intersticial.

3 Uma parte é removida por capilares e linfáticos do local da injeção.

4 Os anestésicos de tipo éster são hidrolisados.

O efeito total destas reacções é a diminuição da concentração do anestésico local fora do nervo. A concentração de anestésico local dentro do nervo continua a aumentar à medida que a difusão progride. Estes processos continuam até se atingir um equilíbrio entre as concentrações intraneurais e extraneurais da solução anestésica.

Tempo de indução

O tempo de indução é definido como o período entre a deposição da solução anestésica e o bloqueio completo da condução.[68]

A concentração do fármaco e o pH da solução anestésica local são os factores que estão sob o controlo do operador. Os factores que não estão sob o controlo do médico incluem a constante de difusão do fármaco anestésico e as barreiras anatómicas de difusão do nervo.

Propriedades físicas e acções clínicas das soluções de anestésicos locais

Muitos factores físico-químicos de um anestésico local podem influenciar as suas características clínicas. Foi descrito o efeito da constante de dissociação (pKa) sobre a taxa de início da anestesia.

Becker D. E. et al (2012) afirmaram que os anestésicos locais variam na sua duração de ação devido principalmente a diferenças na sua afinidade pelas proteínas. [69]

Embora ambas as formas moleculares do anestésico sejam importantes no bloqueio neural, os fármacos com um pKa mais baixo têm um início de ação mais rápido do que aqueles com um pKa mais elevado. A solubilidade lipídica de um anestésico local parece estar relacionada à sua potência intrínseca. Uma maior solubilidade lipídica permite que o anestésico penetre mais facilmente na membrana nervosa (que, por sua vez, é 90% lipídica). Isto reflecte-se biologicamente no aumento da potência do anestésico. Os anestésicos locais com maior solubilidade lipídica produzem um bloqueio da condução mais eficaz em concentrações mais baixas (soluções com menor percentagem ou volumes mais pequenos depositados) do que os anestésicos locais com menor solubilidade lipídica.

Tabela. 3 Estrutura química, propriedades físico-químicas e farmacológicas dos anestésicos locais

	CHEMICAL CONFIGURATION			PHYSICOCHEMICAL PROPERTIES			PHARMACOLOGIC PROPERTIES			
Agent	Aromatic (lipophilic)	Intermediate Chain	Amine (hydrophilic)	Molecular Weight (base)	pKa (36° C)	Onset	Approx Lipid Solubility	Usual Effective Concentration, %	Protein Binding	Duration
Esters										
Procaine				236	9.1	Slow	1.0	2-4	5	Short
Chloroprocaine				271	8.7	Fast	NA	2	NA	Short
Tetracaine				264	8.4	Slow	80	0.15	85	Long
Amides										
Mepivacaine				246	7.9	Fast	1.0	2-3	75	Moderate
Prilocaine				220	7.7	Fast	1.5	4	55	Moderate
Lidocaine				234	7.7	Fast	4.0	2	65	Moderate
Ropivacaine				274	8.1	Moderate	2.8	0.2-0.5	94	Long
Bupivacaine				288	8.1	Moderate	NA	0.5-0.75	95	Long
Etidocaine				276	7.9	Fast	140	0.5-1.5	94	Long
Articaine				320	7.8	Fast	17	4	95	Moderate

O grau de ligação proteica da molécula de anestésico local é responsável pela duração da atividade anestésica[68]. [68] Após a penetração na bainha nervosa, ocorre um reequilíbrio entre as formas básica e catiónica do anestésico local, de acordo com a equação de Henderson-Hasselbach.

Agora, no próprio canal de sódio, os iões RNH+ ligam-se no local do recetor. As proteínas constituem aproximadamente 10% da membrana nervosa e os anestésicos locais que possuem um maior grau de ligação às proteínas parecem ligar-se mais firmemente aos locais receptores das proteínas e possuir uma duração mais longa de atividade clínica.

A vaso-atividade da solução afecta tanto a potência anestésica como a duração da anestesia proporcionada por um fármaco. A injeção de anestésicos locais, como a procaína, com maiores propriedades vasodilatadoras aumenta a perfusão do local com sangue. O anestésico local injetado é absorvido no compartimento cardiovascular mais rapidamente e é transportado para longe do local de injeção e do nervo, proporcionando assim uma duração mais curta da anestesia, bem como uma diminuição da potência do fármaco.

Recuperação

A recuperação do bloqueio nervoso com anestésico local segue os mesmos padrões de difusão que a indução, mas na ordem inversa. A concentração extra-neural de anestésico local é continuamente reduzida por difusão, dispersão e absorção do fármaco, enquanto a concentração intraneural de anestésico local permanece relativamente estável.

O gradiente de concentração é invertido, a concentração intraneural excede a concentração extra-neural e as moléculas de anestésico começam a difundir-se para fora do nervo. As fibras do manto permanecem anestesiadas por mais tempo e as fibras do núcleo por menos tempo. A recuperação da anestesia é um processo mais lento do que a indução porque o anestésico local está ligado ao local recetor do fármaco no canal de sódio e, por conseguinte, é libertado mais lentamente do que é absorvido.

Re-administração de anestésico local

Ocasionalmente, um procedimento dentário ultrapassa a duração do controlo clinicamente eficaz da dor, sendo necessário repetir a injeção de anestésico local.

Normalmente, esta injeção repetida resulta imediatamente no regresso da anestesia profunda. No entanto, em algumas ocasiões, o clínico pode encontrar maior dificuldade em restabelecer o controlo adequado da dor com injecções subsequentes.

Recorrência de Anestesia Profunda Imediata

No momento da reinjecção, a concentração de anestésico local nas fibras do núcleo é menor do que nas fibras do manto. As fibras centrais parcialmente recuperadas ainda contêm algum anestésico local, embora não o suficiente para proporcionar anestesia completa. Após a deposição de uma nova concentração elevada de anestésico perto do nervo, as fibras do manto são novamente expostas a um gradiente de concentração direcionado para o interior do nervo, o que acaba por conduzir a um aumento da concentração nas fibras do núcleo. Esta combinação de anestésico local residual (no nervo) e o fornecimento recém-depositado resulta num rápido início de anestesia profunda e na administração de um volume menor de anestésico local.[68]

Dificuldade em atingir novamente a Anestesia Profunda

Nesta segunda situação, tal como na primeira, o procedimento dentário ultrapassou a eficácia clínica do medicamento anestésico local e o doente sente dor. O médico readministra um volume de anestésico local, mas, ao contrário da primeira situação, não se verifica um controlo eficaz da dor. [70]

Tabela. 4 Os factores que afectam a ação do Anestésico Local podem ser resumidos em -[71]

Factor	Action Affected	Description
pK_a	Onset	Lower pK_a = More rapid onset of action, more RN molecules present to diffuse through nerve sheath; thus onset time is decreased
Lipid solubility	Anesthetic potency	Increased lipid solubility = Increased potency (e.g., procaine = 1; etidocaine = 140)
		Etidocaine produces conduction blockade at very low concentrations, whereas procaine poorly suppresses nerve conduction, even at higher concentrations
Protein binding	Duration	Increased protein binding allows anesthetic cations (RNH^+) to be more firmly attached to proteins located at receptor sites; thus duration of action is increased
Nonnervous tissue diffusibility	Onset	Increased diffusibility = Decreased time of onset
Vasodilator activity	Anesthetic potency and duration	Greater vasodilator activity = Increased blood flow to region = Rapid removal of anesthetic molecules from injection site; thus anesthetic potency and duration are decreased

<u>INDICAÇÕES E CONTRA-INDICAÇÕES DA ANESTESIA LOCAL</u>

<u>As indicações gerais da anestesia local incluem</u>[72] -

* Para extração
* Para terapias de canais radiculares
* Para o procedimento de biópsia
* Para excisão de qualquer lesão, incluindo tumores
* Para redução de fracturas
* Para a remoção de quistos
* Para o tratamento de lesões traumáticas
* Para procedimentos periodontais
* Para procedimentos de restauração em dentes sensíveis
* Para o tratamento de lesões dolorosas das mucosas
* Para procedimentos protéticos subgengivais
* Para problemas associados à ATM
* Para bloqueios de diagnóstico como na nevralgia do trigémeo
* Para várias outras intervenções cirúrgicas menores.

<u>As contra-indicações para a anestesia local podem ser</u>

* Reação alérgica anterior ao anestésico local
* Tecidos inflamados ou infectados - é pouco provável que tenha efeito se for utilizado localmente devido ao baixo pH do tecido
* Hipertensão não controlada
* Doente não cooperante
* Dificuldade de acesso ao local
* Ritmo cardíaco instável
* Doente com complicações sistémicas sem o devido consentimento médico

Para além disso, as contra-indicações da anestesia local podem ainda ser classificadas em: Contra-indicações relativas e contra-indicações absolutas. As contra-indicações absolutas proíbem completamente a utilização do agente anestésico local, ao passo que, no caso das contra-indicações relativas, a anestesia local pode ser administrada sob directrizes adequadas e monitorização constante.

Tabela. 5 Contra-indicações relativas e absolutas dos anestésicos locais [73]

Medical Problem	Drugs to Avoid	Type of Contraindication	Alternative Drug
[illegible]	[illegible]	[illegible]	[illegible]
[illegible]	[illegible]	[illegible]	[illegible]
Atypical plasma cholinesterase	Esters	Relative	Amides
Methemoglobinemia, idiopathic or congenital	Prilocaine	Relative	Other amides or esters
Significant liver dysfunction (ASA 3–4)	Amides	Relative	Amides or esters, but judiciously
Significant renal dysfunction (ASA 3–4)	Amides or esters	Relative	Amides or esters, but judiciously
Significant cardiovascular disease (ASA 3–4)	High concentrations of vasoconstrictors (as in racemic epinephrine gingival retraction cords)	Relative	Local anesthetics with epinephrine concentration of 1:200,000 or 1:100,000, or mepivacaine 3%, or prilocaine 4% (nerve blocks)
Clinical hyperthyroidism (ASA 3–4)	High concentrations of vasoconstrictors (as in racemic epinephrine gingival retraction cords)	Relative	Local anesthetics with epinephrine concentration of 1:200,000 or 1:100,000, or mepivacaine 3%, or prilocaine 4% (nerve blocks)

CLASSIFICAÇÃO DOS ANESTÉSICOS LOCAIS

Classificação dos anestésicos locais de acordo com o local biológico e o modo de ação por Grune e Stratton [1976][74]-

Classification	Definition	Chemical substance
Class A	Agents acting at receptor site on external surface of nerve membrane	Biotoxins (e.g., tetrodotoxin, saxitoxin)
Class B	Agents acting at receptor site on internal surface of nerve membrane	Quaternary ammonium analogs of lidocaine Scorpion venom
Class C	Agents acting by a receptor-independent physico-chemical mechanism	Benzocaine
Class D	Agents acting by combination of receptor and receptor-independent mechanisms	Most clinically useful local anesthetic agents (e.g., articaine, lidocaine, mepivacaine, prilocaine)

Classificação dos anestésicos locais de acordo com a duração aproximada de ação na produção de anestesia pulpar[73]-

Short Duration (Pulpal Anesthesia approximately 30 Minutes)	Intermediate Duration (Pulpal Anesthesia approximately 60 Minutes)	Long Duration (Pulpal Anesthesia approximately 90+ Minutes)
Mepivacaine HCl 3%	Articaine HCl 4% + epinephrine 1:100.000	Bupivacaine HCl 0.5% + epinephrine 1:200.000 (by nerve block)
Prilocaine HCl 4% (by infiltration)	Articaine HCl 4% + epinephrine 1:200.000	
	Lidocaine HCl 2% + epinephrine 1:50.000	
	Lidocaine HCl 2% + epinephrine 1:100.000	
	Mepivacaine HCl 2% + levonordefrin 1:20.000	
	Prilocaine HCl 4% (via nerve block only)	

Todos os anestésicos locais são anfipáticos, ou seja, possuem características lipofílicas e hidrofílicas, geralmente em extremidades opostas da molécula.

A estrutura do anestésico é completada por uma cadeia hidrocarbonada intermédia que contém uma ligação éster ou amida.

Todos os agentes são classificados em ésteres ou amidas da seguinte forma [7 5]-

I. Grupo Ester:

A. Grupo dos ésteres benzóicos

1. Cocaína

2. Benzocaína

B. Ésteres do ácido para-aminobenzóico

1. Procaína

2. Tetracaína

3. Propoxicaína

4. 2-Cloroprocaína

II. Grupo das amidas:

1. Bupivacaína

2. Etidocaína

3. Lidocaína

4. Mepivacaína

5. Prilocaína

Existe agora um terceiro grupo

III. Quinolona

1. Centbucridina

<u>COMPOSIÇÃO</u>

A anestesia local é definida como "uma perda de sensibilidade numa área circunscrita do corpo por uma depressão da excitação nas terminações nervosas ou uma inibição do processo de condução nos nervos periféricos". [75]

Os anestésicos locais são aminas terciárias ou secundárias. São constituídos por duas partes, uma lipofílica e uma hidrofílica, unidas por uma cadeia de carbono.

A parte lipofílica é a maior parte da molécula. De estrutura aromática, a parte lipofílica é derivada do ácido benzoico, da anilina ou do tiofeno (no caso da articaína).

A parte hidrofílica é um derivado aminado do álcool etílico ou do ácido acético. Os anestésicos locais sem uma parte hidrofílica não são adequados para injeção, mas são bons anestésicos tópicos (por exemplo, benzocaína).

Todos os anestésicos locais são anfipáticos, ou seja, possuem características lipofílicas e hidrofílicas, geralmente em extremidades opostas da molécula.

A estrutura do anestésico é completada por uma cadeia hidrocarbonada intermédia que contém uma ligação éster ou amida.

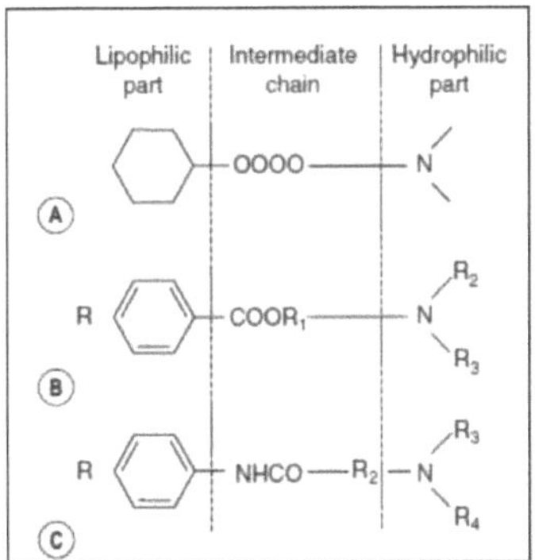

Fig. 8 A. Estrutura da molécula de LA

B. Anestésico local de tipo éster

C. Anestésico local do tipo amida

Em geral, podem ser adicionados grupos de carbono a cada uma das três partes da molécula (até um determinado máximo). Estas alterações na estrutura molecular resultam em anestésicos locais com propriedades farmacocinéticas fortemente diferentes, uma vez que isto altera o grau de ligação às proteínas, a solubilidade lipídica e a forma como o anestésico local é eliminado. Isto pode resultar em grandes diferenças no tempo de início, na duração da ação e na eficácia da anestesia local.

<u>Vários agentes anestésicos locais disponíveis</u>[ ][76]

<u>Cloridrato de procaína</u>

Grupo-Éster.

Fórmula química - Cloridrato de 4-aminobenzoato de 2-dietilaminoetilo.

Preparado por Alfred Einhorn, 1904-1905.

Potência- 1 (procaína = 1)

Toxicidade - 1 (procaína = 1)

Metabolismo - Hidrolisado rapidamente no plasma pela pseudocolinesterase plasmática.

Excreção- Mais de 2% inalterados na urina (90% como ácido para-aminobenzóico [PABA], 8% como dietilaminoetanol).

Propriedades vasodilatadoras - Produz a maior vasodilatação de todos os anestésicos locais atualmente utilizados.

pKa- 9,1.

pH da solução simples - 5,0 a 6,5.

pH da solução contendo vasoconstritor - 3,5 a 5,5.

Início de ação - 6 a 10 minutos.

Concentração dentária efectiva - 2% a 4%.

Meia-vida do anestésico - 0,1 hora (6 minutos).

Ação anestésica tópica - Não em concentrações clinicamente aceitáveis.

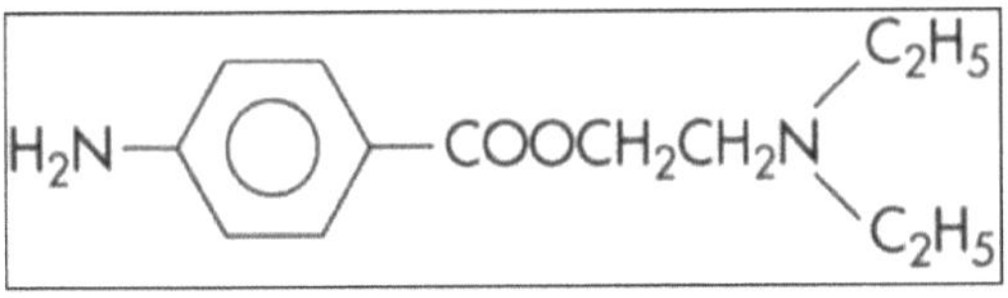

Fig. 9 Estrutura química do cloridrato de procaína
Ashraf, H., Kazem, M., Dianat, O., & Noghrehkar, F. (2013).

Foi utilizado como o único agente anestésico local para o controlo da dor em medicina dentária desde a sua introdução em 1904 e foi amplamente utilizado até à introdução de outro anestésico local amida, a lidocaína, em meados da década de 1940. [77]

Tem um início clínico lento e não proporciona essencialmente anestesia pulpar e 15 a 30 minutos de anestesia dos tecidos moles. Tem as maiores propriedades vasodilatadoras entre todos os agentes. Assim, um campo cirúrgico limpo (por exemplo, sem sangue) é mais difícil de manter com a procaína devido ao aumento da hemorragia.

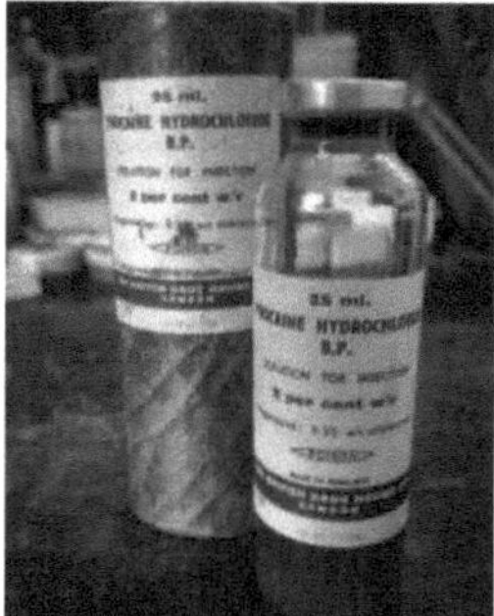

Fig. 10 Solução de procaína

Cloridrato de propoxicaína

Grupo-Éster.

Fórmula química - Cloridrato de 2-dietilaminoetil-4-amino-2-propoxibenzoato.

Elaborado por Clinton e Laskowski, 1952.

Potência - 7 a 8 (procaína = 1).

Toxicidade - 7 a 8 (procaína = 1).

Metabolismo - Hidrolisado no plasma e no fígado.

Excreção - Através dos rins; quase totalmente hidrolisado.

Propriedades vasodilatadoras - Sim, mas não tão profundas como as da procaína.

pKa- Não disponível.

Início de ação - Rápido (2 a 3 minutos).

Concentração dentária efectiva - 0,4%.

Ação anestésica tópica - Não em concentrações clinicamente aceitáveis.

Foi combinada com procaína em solução para proporcionar um início mais rápido e uma anestesia mais profunda e duradoura do que a obtida apenas com procaína.

A propoxicaína não estava disponível isoladamente porque a sua toxicidade mais elevada (sete a oito vezes superior à da procaína) limitava a sua utilidade como agente único.

<u>Cloridrato de procaína + Cloridrato de pronoxicacaína</u>

A combinação de dois anestésicos ésteres, propoxicaína + procaína, foi incluída nos agentes anestésicos locais. Era útil quando as amidas eram absolutamente necessárias ou quando vários anestésicos amidelocais não conseguiam proporcionar uma anestesia clinicamente adequada. Até à sua retirada do mercado dos EUA em janeiro de 1996, a combinação de procaína e propoxicaína era o único anestésico local de éster disponível em forma de cartucho dentário. A dose máxima recomendada pelo fabricante era de 3,0 mg/lb ou 6,6 mg/kg de peso corporal para o paciente adulto. Para as crianças, foi recomendada uma dose de 3,0 mg/lb até um máximo de cinco cartuchos.

<u>Lidocaína HCl</u>

Grupo- Amida.

Fórmula química - Cloridrato de 2-Dietilamino-2',6-acetoxilidida.

Preparado por Nils Lofgren, 1943.

Aprovado pela FDA - novembro de 1948.

Toxicidade - 2 (em comparação com a procaína).

Metabolismo - No fígado, pelas oxidases microssomais de função fixa, em monoetilglicina e xilidida; a xilidida é um anestésico local potencialmente tóxico

Excreção - Através dos rins; menos de 10% inalterado, mais de 80% vários metabolitos. [78]

Propriedades vasodilatadoras - Consideravelmente inferiores às da procaína; no entanto, superiores às da prilocaína ou da mepivacaína.

pKa- 7,9.

pH da solução simples - 6,5.

pH da solução *contendo vasoconstritor* - ≈3,5.

Início de ação - Rápido (3 a 5 minutos).

Concentração dentária efectiva - 2%.

Meia-vida do anestésico - 1,6 horas (≈90 minutos).

Ação anestésica tópica- Sim (em concentrações clinicamente aceitáveis [5%].

Dose máxima recomendada - A dose máxima recomendada pela FDA de lidocaína com ou sem epinefrina é de 3,2 mg/lb ou 7,0 mg/kg de peso corporal para o doente adulto e pediátrico, não devendo exceder uma dose máxima absoluta de 500 mg.

A lidocaína HCl foi sintetizada em 1943 e em 1948 foi o primeiro anestésico local amida a ser comercializado.

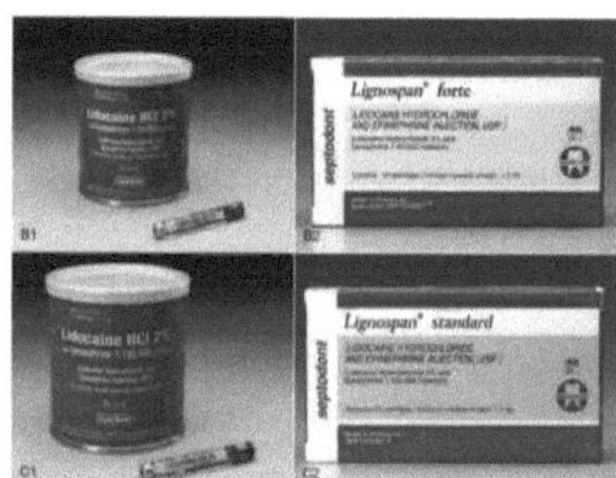

Fig. 11 Lidocaína

Substituiu a procaína (Novocaína) como fármaco de eleição para o controlo da dor. Em comparação com a procaína, a lidocaína tem um início de ação significativamente mais rápido (3 a 5 minutos vs. 6 a 10 minutos), produz uma anestesia mais profunda, tem uma duração de ação mais longa e tem maior potência.

Representa o "padrão de ouro", o medicamento com o qual todos os novos anestésicos locais são comparados.

A alergia aos anestésicos locais do tipo amida é praticamente inexistente; reacções alérgicas verdadeiras, documentadas e reprodutíveis são extremamente raras, embora possíveis. Esta é uma grande desvantagem da lidocaína em relação aos anestésicos locais do tipo éster. [78]

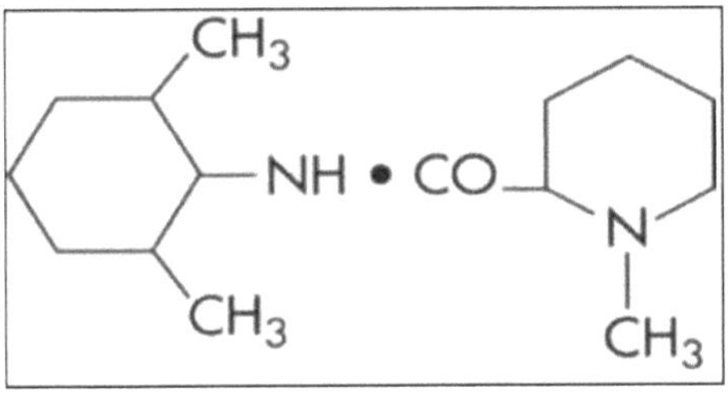

Fig. 12 Estrutura química do HCl de mepivacaína

Mepivacaína HCl

Grupo- Amida.

Fórmula química - Cloridrato de 1-metil 2',6'-pipecoloxilidida.

Preparado por A.F. Ekenstam, 1957

Foi introduzido em 1960 como solução a 2% contendo o vasopressor sintético levonordefrina, e em 1961 como solução a 3% sem vasoconstritor.

Aprovado pela FDA - abril de 1960.

Potência- 2 (procaína = 1; lidocaína = 2).

Toxicidade - 1,5 a 2 (procaína = 1; lidocaína = 2).

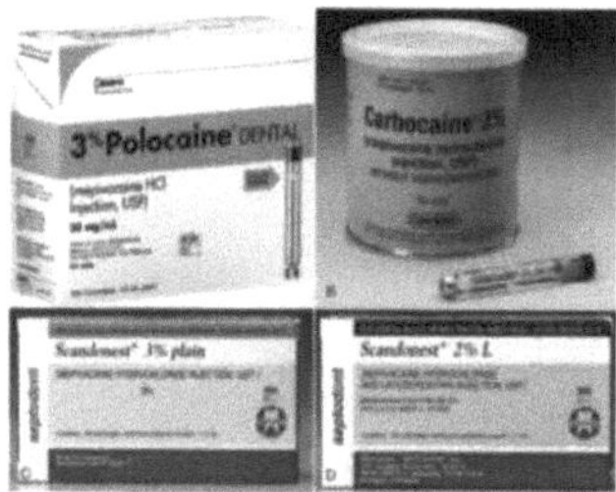

Fig.13 Mepivacaína

Metabolismo - No fígado, por oxidases microssomais de função fixa. A hidroxilação e a N-desmetilação desempenham papéis importantes no metabolismo da mepivacaína.

Excreção - Através dos rins; aproximadamente 1% a 16% da dose de anestésico é excretada inalterada.

Propriedades vasodilatadoras - A mepivacaína produz apenas uma ligeira vasodilatação. A duração da anestesia pulpar com mepivacaína sem vasoconstritor é de 20 a 40 minutos.

pKa- 7,6.

pH da solução simples - 5,5 a 6,0.

pH da solução *contendo vasoconstritor* - 4,0.

Início de ação - Rápido (3 a 5 minutos).

Concentração dentária efectiva - 3% sem vasoconstritor; 2% com vasoconstritor.

Meia-vida do anestésico - 1,9 horas.

Ação anestésica tópica - Não em concentrações clinicamente aceitáveis.

A dose máxima recomendada é de 6,6 mg/kg ou 3,0 mg/kg de peso corporal, não devendo exceder 400 mg. [79]

A propriedade vasodilatadora mais ligeira da mepivacaína leva a uma duração mais longa da anestesia pulpar do que a observada com a maioria dos outros anestésicos locais quando administrados sem um vasoconstritor. A mepivacaína a 3% simples proporciona 20 a 40 minutos de anestesia pulpar.

A mepivacaína a três por cento sem vasoconstritor é recomendada para doentes nos quais não está indicado um vasoconstritor e para procedimentos dentários que não exijam uma anestesia pulpar longa ou profunda.

A mepivacaína a duas percentagens com uma solução vasoconstritora proporciona uma anestesia pulpar com uma duração aproximada de 60 minutos e uma anestesia dos tecidos moles de 3 a 5 horas. A mepivacaína está disponível em combinação com levonordefrina (1:20.000). Quando se pretende obter hemostase, a epinefrina é preferível à levonordefrina.

Tabela. 6 Mepivacaína com vasoconstritor a 2%

	CONCENTRATION: 2% MRD: 6.6 mg/kg			CARTRIDGE CONTAINS: 36 mg MRD: 3.0 mg/lb	
Weight, kg	mg	Cartridges‡	Weight, lb	mg	Cartridges‡
10	66	1.5	20	60	1.5
20	132	3.5	40	120	3.0
30	198	5.5	60	180	5.0
40	264	7.0	80	240	6.5
50	330	9.0	100	300	8.0
60	396	11.0	120	360	10.0
70	400	11.0	140	400	11.0
80	400	11.0	160	400	11.0
90	400	11.0	180	400	11.0
100	400	11.0	200	400	11.0
MRD, Maximum recommended dose.					

Prilocaína HCl

Grupo- Amida.

Nome químico - Propitocaína.

Fórmula química - Cloridrato de 2-propilamino-o-propionotoluidida.

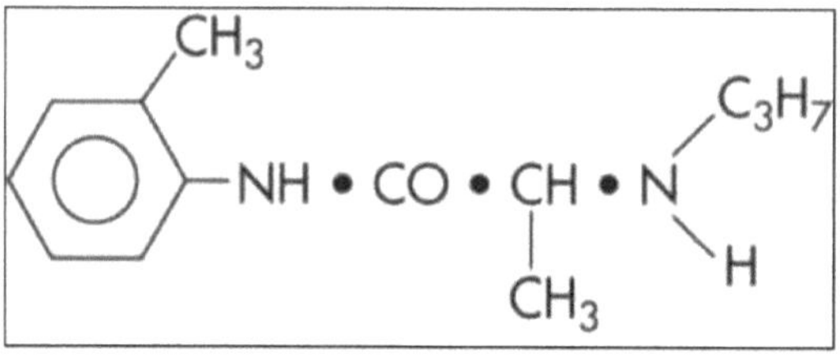

Fig. 14 Estrutura química do cloridrato de prilocaína

Preparado por - Lofgren e Tegnér, 1953; comunicado em 1960.

Aprovado pela FDA - novembro de 1965.

Potência- 2 (procaína = 1; lidocaína = 2).

Toxicidade - 1 (procaína = 1; lidocaína = 2); 40% menos tóxico do que a lidocaína.

Metabolismo - a prilocaína é hidrolisada diretamente pelas amidases hepáticas.

O dióxido de carbono é um dos principais produtos finais da biotransformação da prilocaína. Os níveis plasmáticos da prilocaína diminuem mais rapidamente do que os da lidocaína.

Excreção - A prilocaína e os seus metabolitos são excretados principalmente através dos rins. A depuração renal da prilocaína é mais rápida do que a de outras amidas[80] , resultando na sua remoção mais rápida da circulação.

Propriedades vasodilatadoras - Produz maior vasodilatação do que a produzida pela mepivacaína, mas menos do que a lidocaína e significativamente menos do que a procaína.

pKa- 7,9.

pH da solução simples - 6,0 a 6,5.

pH da solução *contendo vasoconstritor* - 4,0.

Início de ação - Ligeiramente mais lento do que o da lidocaína (3 a 5 minutos).

Concentração dentária efectiva - 4%.

Meia-vida do anestésico - 1,6 horas.

Ação anestésica tópica - Não em concentrações clinicamente aceitáveis.

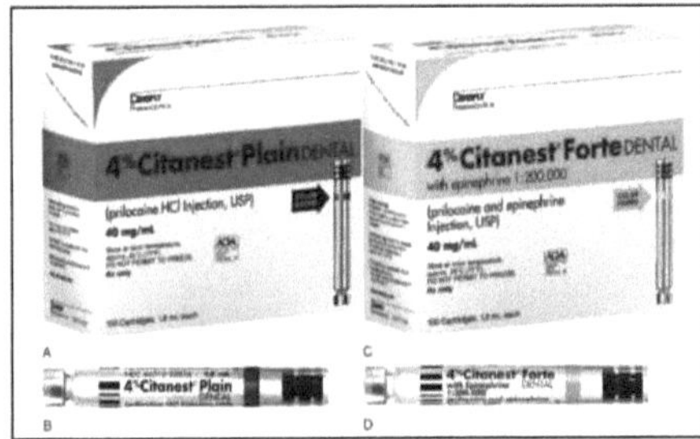

Fig. 15 Prilocaína HCl

A prilocaína, na sua forma de base não carregada, é parte integrante do creme EMLA (mistura eutéctica dos anestésicos locais lidocaína e prilocaína), uma formulação que permite que os anestésicos penetrem na imponente barreira anatómica da pele intacta.

A DRM da prilocaína é de 8,0 mg/kg ou 3,6 mg/lb de peso corporal para o doente adulto, para uma dose máxima recomendada de 600 mg.

A variação entre a infiltração supraperiosteal e o bloqueio nervoso é mais acentuada com a prilocaína simples e a mepivacaína simples. A infiltração proporciona anestesia pulpar de curta duração (10 a 15 minutos) e dos tecidos moles (até 2 horas), enquanto o bloqueio regional dos nervos proporciona anestesia pulpar até 60 minutos (geralmente 40 a 60 minutos) e anestesia dos tecidos moles durante 2 a

4 horas.

Em doentes sensíveis à epinefrina que necessitem de anestesia pulpar prolongada (≥60 minutos), recomenda-se vivamente a utilização de prilocaína simples ou com epinefrina 1:200.000.

A prilocaína está relativamente contra-indicada em doentes com metemoglobinemia idiopática ou congénita, hemoglobinopatias (anemia falciforme), anemia ou insuficiência cardíaca ou respiratória evidenciada por hipoxia, porque os níveis de metemoglobina estão aumentados, diminuindo a capacidade de transporte de oxigénio. A administração de prilocaína está também relativamente contra-indicada em doentes que estejam a receber acetaminofeno ou fenacetina, pois ambos produzem aumentos dos níveis de metemoglobina.

<u>Articaína HCl</u>

Grupo- amida

Fórmula química Cloridrato de 3-N-Propilamino-proprionilamino-2-carbometoxi-4-metiltiofeno

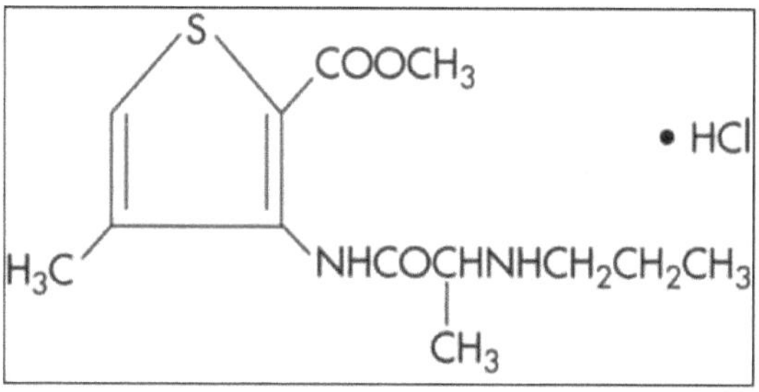

Preparado por H. Rusching et al, 1969.

Aprovado pela FDA - abril de 2000 (Estados Unidos).

Introduzido - 1976 na Alemanha e na Suíça, 1983 no Canadá, 2000 nos Estados Unidos.

Potência - 1,5 vezes a da lidocaína; 1,9 vezes a da procaína.

Toxicidade - Semelhante à lidocaína e à procaína.

Metabolismo - A articaína é o único anestésico local do tipo amida que contém um grupo tiofeno. Uma vez que o cloridrato de articaína é o único anestésico local do tipo amida amplamente utilizado que contém um grupo éster, a biotransformação do cloridrato de articaína ocorre tanto no plasma (hidrólise pela esterase plasmática) como no fígado (enzimas microssomais hepáticas) [81]

Excreção - Através dos rins; aproximadamente 5% a 10% inalterado, aproximadamente 90% metabolitos

Propriedades vasodilatadoras - A articaína tem um efeito vasodilatador igual ao da lidocaína.

pKa- 7,8.

pH da solução contendo vasoconstritor - 3,5 a 4,0.

Início de ação - Articaína 1:200.000, infiltração 1 a 2 minutos, bloqueio mandibular 2 a 3 minutos; articaína 1:100.000, infiltração 1 a 2 minutos, bloqueio mandibular 2 a minutos.

Concentração dentária efectiva - 4% com epinefrina 1:100.000 ou 1:200.000. O Articaine HCl está disponível com epinefrina 1:400.000 na Alemanha.

Meia-vida do anestésico - 0,5 horas [27 minutos].

Ação anestésica tópica - Não em concentrações clinicamente aceitáveis.

Dose máxima recomendada - A dose máxima recomendada pela FDA é de 7,0 mg/kg ou 3,2 mg/lb de peso corporal para o doente adulto.

A formulação com epinefrina 1:100:000 proporciona entre 60 e 75 minutos de anestesia pulpar; a formulação 1:200.000, aproximadamente 45 a 60 minutos.

O Articaine é capaz de se difundir através dos tecidos moles e duros de forma mais fiável do que outros anestésicos locais. O Articaine HCl com epinefrina está contraindicado em pessoas com sensibilidade conhecida a anestésicos locais do tipo amida (poucas ou nenhumas) e em pessoas com sensibilidade ao sulfito (como alguns doentes asmáticos com asma de tipo alérgico, uma vez que as formulações de AL com epinefrina contêm o antioxidante metabissulfito de Na). O Cloridrato de Articaína deve ser utilizado com precaução em pessoas com doença hepática e com uma perturbação significativa da função cardiovascular, uma vez que os anestésicos locais do tipo amida sofrem biotransformação no fígado e possuem propriedades depressoras do miocárdio

A administração a crianças com menos de 4 anos não é recomendada porque não existem dados suficientes para apoiar essa utilização.

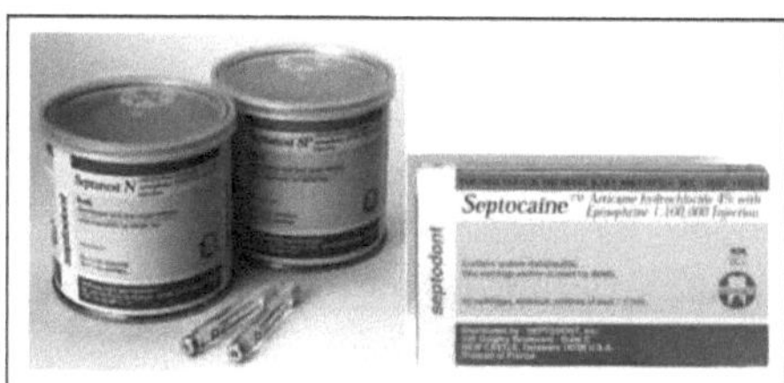

Fig. 17 Articaine

Cloridrato de bupivacaína

Grupo- Amida.

Fórmula química - Cloridrato de 1-butil-2',6'-pipecoloxilidida

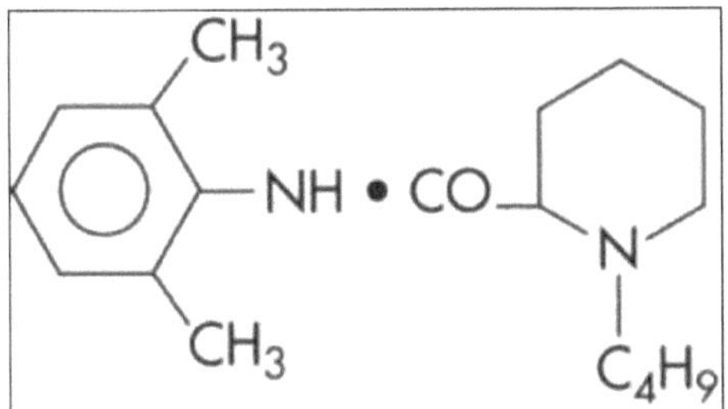

Fig. 18 Estrutura química da bupivacaína
Stanley F. Melamed. Handbook of Local Anesthesia (Manual de Anestesia
Local). Sexta edição

Preparado por A.F. Ekenstam, 1957.

Aprovado pela FDA - outubro de 1972.

Potência - Quatro vezes superior à da lidocaína, mepivacaína e prilocaína.

Toxicidade - Menos de quatro vezes superior à da lidocaína e da mepivacaína.

Metabolismo - Metabolizado no fígado por amidases.

Excreção - Através dos rins; 16% de bupivacaína inalterada foi recuperada da
urina humana.

Propriedades vasodilatadoras - superiores às da lidocaína, prilocaína e
mepivacaína, mas consideravelmente inferiores às da procaína.

pKa- 8,1.

pH da solução simples - 4,5 a 6,0.

pH da solução contendo vasoconstritor - 3,0 a 4,5.

Início de ação - Tempo de início de ação mais lento do que o de outros anestésicos locais normalmente utilizados (por exemplo, 6 a 10 minutos).

Concentração dentária efectiva - 0,5%.

Meia-vida do anestésico - 2,7 horas.

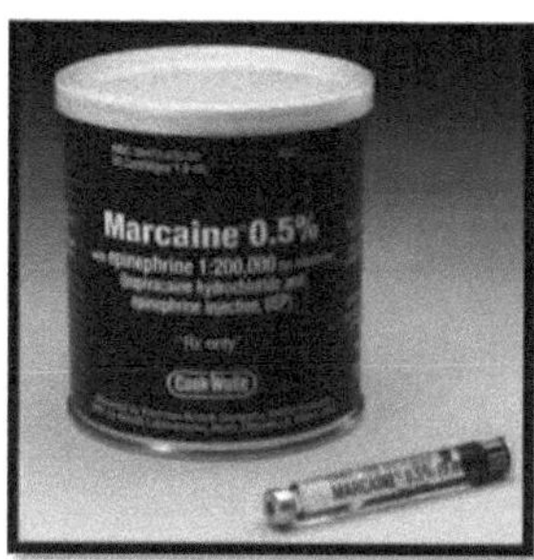

Fig. 19 Bupivacaína
Stanley F. Melamed. Handbook of Local Anesthesia (Manual de Anestesia
Local).

Ação anestésica tópica - Não em concentrações clinicamente aceitáveis.

Dose máxima recomendada - A dose máxima recomendada de bupivacaína pela
FDA é de 90 mg.

A bupivacaína está disponível como uma solução a 0,5% com epinefrina 1:200.000.

Existem duas indicações principais para a sua utilização em medicina dentária:

1. Procedimentos dentários prolongados para os quais é necessária uma anestesia
pulpar (profunda) superior a 90 minutos (por exemplo, reconstrução total da boca,
cirurgia de implantes, procedimentos periodontais extensos)

2. Gestão da dor pós-operatória (por exemplo, endodôntica, periodontal, pós-
implante, cirúrgica)

O início da anestesia com bupivacaína é normalmente retardado de 6 a 10 minutos,
um facto que é compreensível tendo em conta o seu pKa de 8,1. Se isto ocorrer,

pode ser aconselhável, em consultas subsequentes, iniciar o controlo da dor do procedimento com uma amida de ação mais rápida. Siga este procedimento com uma injeção de bupivacaína para uma anestesia de longa duração.

A bupivacaína não é recomendada em doentes jovens ou naqueles em que o risco de lesões pós-operatórias dos tecidos moles provocadas por auto-mutilação é maior, tais como pessoas com deficiência física ou mental.

Cloridrato de etidocaína

Grupo- Amida.

Fórmula química- Cloridrato de 2-(N-etilpropilamino) butiro-2,6-xilidida

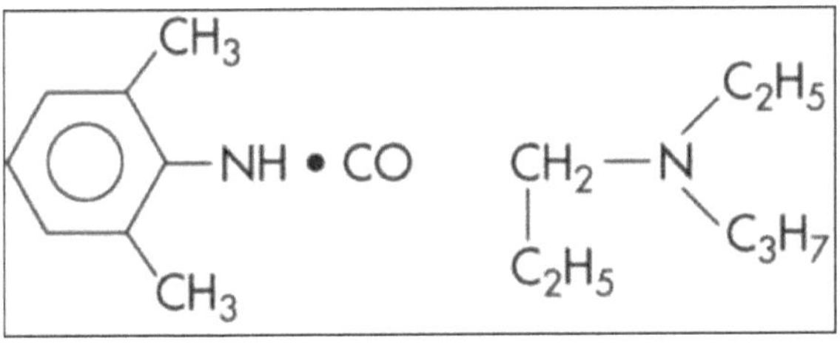

CH_3

$NH \cdot CO$ $CH_2 - N$ C_2H_5 C_2H_5 C_3H_7

CH_3

Fig. 20 Estrutura química da etidocaína

Elaborado por Takman, 1971.

Aprovado pela FDA - agosto de 1976.

pKa- 7,7

pH- 3,0 a 5,0

Metabolismo - no fígado e excretado pelos rins.

Dose máxima recomendada - não deve exceder 300 mg quando utilizado sem vasoconstritor e 400 mg quando utilizado com epinefrina 1:200000.

Agora retirado dos agentes disponíveis.

ANESTÉSICOS PARA APLICAÇÃO TÓPICA

A utilização de anestésicos locais aplicados topicamente é uma componente importante da administração atraumática de anestesia local intra-oral. Os anestésicos tópicos convencionais são incapazes de penetrar na pele intacta, mas difundem-se através da pele desgastada (por exemplo, queimaduras solares) e de quaisquer membranas mucosas.

A concentração de um anestésico local aplicado topicamente é normalmente superior à do mesmo anestésico local administrado por injeção. A concentração mais elevada facilita a difusão do fármaco através da membrana mucosa. Uma concentração mais elevada aumenta também o risco de toxicidade, tanto localmente nos tecidos como a nível sistémico, se o fármaco for eficientemente absorvido. As formulações tópicas de anestésicos não contêm vasoconstritores e os anestésicos locais têm propriedades vasodilatadoras. A absorção vascular de algumas formulações tópicas é rápida e os níveis sanguíneos podem atingir rapidamente os níveis alcançados com a administração IV direta. [82]

Regra geral, os anestésicos tópicos são eficazes apenas nos tecidos superficiais (2 a 3 mm). Os tecidos mais profundos da área de aplicação são pouco anestesiados, se é que o são.

Benzocaína

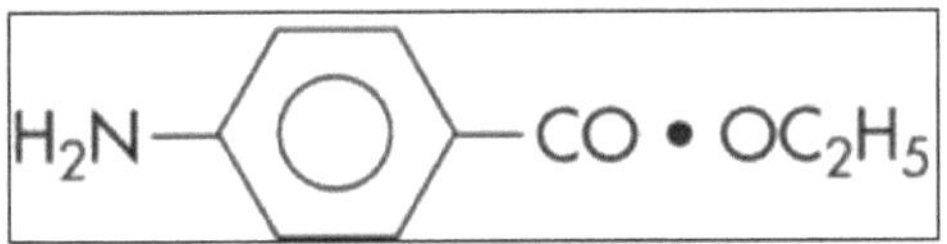

Fig. 21 Estrutura química da benzocaína
Stanley F. Melamed. Handbook of Local Anesthesia (Manual de Anestesia Local). Sexta edição

A benzocaína (p-aminobenzoato de etilo) é um anestésico local éster com:

- Pouca solubilidade em água

- Má absorção no sistema cardiovascular

- Reacções tóxicas sistémicas (overdose) praticamente desconhecidas

- Permanece mais tempo no local de aplicação, proporcionando uma duração de ação prolongada

- Não adequado para injeção

- Podem ocorrer reacções alérgicas localizadas após uma utilização prolongada ou repetida.

- Inibe a ação antibacteriana das sulfonamidas [83]

- Disponibilidade: A benzocaína está disponível em aerossol, gel, adesivo de gel, pomada e solução.

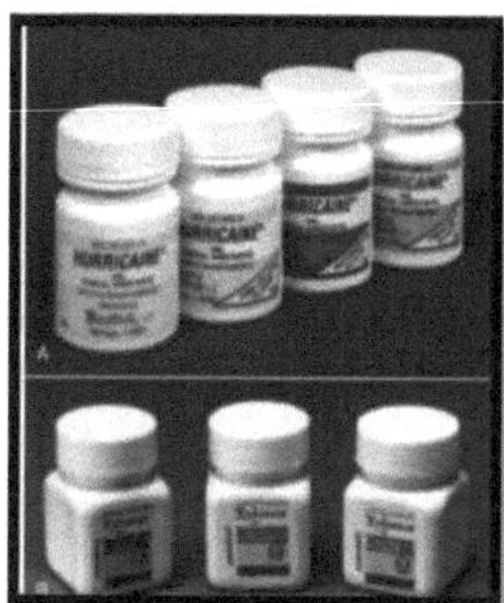

Fig. 22 Benzocaína

Cloridrato de Diclonina

O cloridrato de diclonina (cloridrato de 4'-butoxi-3-piperidinopropiofenona) é um derivado de cetona sem ligação éster ou amida que pode ser utilizado em doentes alérgicos aos anestésicos comuns.[84]

O Dyclonine é comercializado em soluções a 0,5% e 1% com

- Utilização eficaz em doentes com sensibilidades conhecidas a anestésicos locais de outros grupos químicos.

- Ligeiramente solúvel em água

- Potência igual à da cocaína

- O início da anestesia é lento, podendo demorar até 10 minutos

- A duração da anestesia pode ser de 1 hora.

- A toxicidade sistémica é extremamente baixa, principalmente devido à fraca solubilidade do agente na água.

- Não indicado para utilização por injeção; irritante para os tecidos no local de aplicação

- A dose máxima recomendada é de 200 mg (40 ml de uma solução a 0,5%).

EMLA (Mistura Eutéctica de Anestésicos Locais)

O creme EMLA (composto por lidocaína 2,5% e prilocaína 2,5%) é uma emulsão em que a fase oleosa é uma mistura eutéctica de lidocaína e prilocaína numa proporção de 1:1 em peso. Foi concebido como um anestésico tópico capaz de fornecer anestesia superficial à pele intacta (outros anestésicos tópicos não produzem anestesia na pele intacta, apenas na pele desgastada) e, como tal, é utilizado principalmente antes de procedimentos dolorosos como a punção venosa e outras inserções de agulhas. Originalmente comercializado para utilização em pediatria, o EMLA ganhou popularidade entre os adultos com fobia a agulhas e as pessoas que têm de efetuar outros procedimentos superficiais, mas dolorosos.

Uma vez que a pele intacta constitui uma barreira à difusão do fármaco, o EMLA deve ser aplicado 1 hora antes do procedimento. O entorpecimento satisfatório da pele ocorre 1 hora após a aplicação, atinge o máximo às 2 a 3 horas e dura 1 a 2 horas após a remoção.

O EMLA é fornecido num tubo de 5 g ou 30 g ou como um disco anestésico EMLA. O disco de EMLA é um disco de celulose branco, redondo, pré-carregado com EMLA, embalado em folha laminada protetora rodeada por fita adesiva.

O EMLA está contraindicado em doentes com metemoglobinemia congénita ou idiopática, em bebés com menos de 12 meses que estejam a receber tratamento com agentes indutores de metemoglobina e em doentes com sensibilidade conhecida a anestésicos locais do tipo amida ou a quaisquer componentes do produto. [85]

Lidocaína

A lidocaína está disponível em duas formas para aplicação tópica [86]:

A lidocaína base, que é pouco solúvel em água, é utilizada numa concentração de 5% e é indicada para utilização em tecidos ulcerados, escoriados ou lacerados.

Cloridrato de lidocaína, a sua preparação hidrossolúvel, que é utilizada numa concentração de 2%. Penetra mais eficazmente nos tecidos do que a forma de base. No entanto, a sua absorção sistémica é também maior, o que implica um maior risco de toxicidade do que a forma de base.

A dose máxima recomendada após aplicação tópica é de 200 mg.

A lidocaína base está disponível sob a forma de spray aerossol, pomada, adesivo e solução em várias formas de dosagem. A lidocaína HCl está disponível como solução tópica oral em 20 mg/mL (viscosa) e 40 mg/mL (solução).

Cloridrato de tetracaína

O cloridrato de tetracaína (cloridrato de 2-dimetilaminoetil-4-butilaminobenzoato) é um anestésico local éster de longa duração que pode ser injetado ou aplicado topicamente. [87]

Quando aplicada topicamente, é cinco a oito vezes mais potente do que a cocaína, mas o início da ação após a aplicação tópica é lento.

A duração da ação é de aproximadamente 45 minutos após a aplicação tópica e é metabolizada no plasma e no fígado pela pseudocolinesterase plasmática a um ritmo mais lento do que a procaína. A concentração de 2% é utilizada para aplicação tópica. É rapidamente absorvido através das membranas mucosas e a sua utilização deve ser limitada a pequenas áreas para evitar uma absorção rápida.

Dose máxima recomendada de 20 mg quando utilizado para aplicação tópica.

EQUIPAMENTOS E ARMAMENTARIUM EM ANESTESIA LOCAL

Os seguintes equipamentos são amplamente utilizados na administração de anestesia local

* Seringa
* Agulha
* Cartucho

Seringa

A seringa é um dos três componentes essenciais do arsenal anestésico local. É o veículo através do qual o conteúdo do cartucho de anestésico é introduzido no doente através da agulha.

Atualmente, estão disponíveis muitos tipos de seringas para administração de anestésicos locais. Estas representam uma melhoria considerável relativamente às seringas de anestesia local anteriormente utilizadas. São elas:

1. *Seringas não descartáveis:*

um carregador de culatra, metálico, do tipo cartucho, de aspiração

b Carregador pela culatra, de plástico, tipo cartucho, de aspiração

c Carregadores de culatra, metálicos, de cartucho, de aspiração automática

d Seringa de pressão para injeção no ligamento periodontal

e Injetor de jato (seringa "sem agulha")

2. *Seringas descartáveis*

Os critérios da American Dental Association para a aceitação de seringas de anestesia local incluem o seguinte [88,89]:

1. Devem ser duráveis e capazes de resistir a esterilizações repetidas sem se danificarem. Se a unidade for descartável, deve ser embalada num recipiente esterilizado.

2.   Devem ser capazes de aceitar uma grande variedade de cartuchos e agulhas de diferentes fabricantes e devem permitir uma utilização repetida.

3.   Devem ser económicos, autónomos, leves e fáceis de utilizar com uma só mão pelo operador.

4.   Devem permitir uma aspiração fácil e eficaz e devem ser construídos de modo a que o sangue possa ser facilmente observado no cartucho em caso de aspiração positiva.

Seringas descartáveis [90]

As seringas descartáveis de plástico estão disponíveis numa variedade de tamanhos com uma variedade de calibres de agulha. Na maioria das vezes, são utilizadas para administração de medicamentos por via intramuscular ou intravenosa, mas também podem ser utilizadas para injeção intra-oral em medicina dentária.

Estes tipos de seringas contêm uma agulha de rosca Luer-Lok sem ponta de aspiração.

A aspiração é feita puxando para trás o êmbolo da seringa antes ou durante a injeção. Estes tipos de seringas requerem a utilização de ambas as mãos para a aspiração, uma vez que não possuem seringas de polegar.

Advantages	Disadvantages
Disposable, single use	Does not accept prefilled dental cartridges
Sterile until opened	Aspiration difficult (requires two hands)
Lightweight (may feel awkward to the first-time user; tactile sensation better)	

Fig. 23 Vantagens e desvantagens da seringa descartável

a.   Carregamento pela culatra, metálico, tipo cartucho, de aspiração

A seringa metálica de carregamento pela culatra, do tipo cartucho, é a mais utilizada em medicina dentária.

O cartucho é introduzido na seringa pela parte lateral do corpo da seringa. A agulha passa então para o corpo da seringa, onde penetra no diafragma do cartucho de anestésico local. O adaptador da agulha (ponta de rosca ou ponta convertível) é amovível e, por vezes, é descartado inadvertidamente juntamente com a agulha descartável.

A seringa de aspiração tem um dispositivo, como uma extremidade afiada em forma de gancho (frequentemente designada por *arpão),* ligado ao êmbolo que é utilizado para penetrar na rolha de borracha de silicone espessa (batoque) na extremidade oposta do cartucho (a partir da agulha).

Desde que a agulha tenha um calibre adequado, quando o administrador exerce uma pressão negativa sobre o anel do polegar, o sangue entra na agulha e é visível no cartucho se a ponta da agulha estiver no lúmen de um vaso sanguíneo.

A pressão positiva aplicada ao anel do polegar força o anestésico local para o lúmen da agulha e para os tecidos onde quer que a ponta da agulha se encontre. O anel para o polegar e as pegas para os dedos dão ao administrador um maior controlo sobre a seringa.

Advantages	Disadvantages
Visible cartridge	Weight (heavier than plastic syringe)
Aspiration with one hand	Syringe may be too big for small operators
Autoclavable	Possibility of infection with improper care
Rust resistant	
Long lasting with proper maintenance	

Fig. 24 Vantagens e desvantagens da seringa de aspiração metálica de carregamento pela culatra

b.   Carregamento pela culatra, de plástico, tipo cartucho, de aspiração[90]

É uma seringa de plástico reutilizável para aspiração dentária que pode ser autoclavada e esterilizada quimicamente.

Advantages	Disadvantages
Plastic eliminates metallic, clinical look	Size (may be too big for small operators)
Lightweight: provides better "feel" during injection	Possibility of infection with improper care
Cartridge is visible	Deterioration of plastic with repeated autoclaving
Aspiration with one hand	
Rust resistant	
Long lasting with proper maintenance	
Lower cost	

Fig. 25 Vantagens e desvantagens da seringa de aspiração reutilizável de plástico
Stanley F. Melamed. Handbook of Local Anesthesia (Manual de Anestesia Local). Sexta edição

c.   Carregamento pela culatra, metálico, tipo cartucho, auto-aspirante [90]

Para aumentar a facilidade de aspiração, foram desenvolvidas seringas auto-aspirantes. Estas seringas utilizam a elasticidade do diafragma de borracha do cartucho de anestésico para obter a pressão negativa necessária para a aspiração.

Quando essa pressão é libertada, desenvolve-se uma pressão negativa suficiente no interior do cartucho para permitir a aspiração. O anel do polegar produz duas vezes mais pressão negativa do que o eixo do êmbolo. A utilização de uma seringa dentária auto-aspirante permite efetuar facilmente várias aspirações durante o período de deposição do anestésico local.

Advantages	Disadvantages
Cartridge visible	Weight
Easier to aspirate with small hands	Feeling of "insecurity" for doctors accustomed to harpoon-type syringe
Autoclavable	
Rust resistant	Finger must be moved from thumb ring to thumb disc to aspirate
Long lasting with proper maintenance	Possibility of infection with improper care
Piston is scored (indicates volume of local anesthetic administered)	

Fig. 26 Vantagens e desvantagens da seringa metálica auto-aspirante
Stanley F. Melamed. Handbook of Local Anesthesia (Manual de Anestesia

Local). Sexta edição

d.   Seringa de pressão [90]

As seringas de pressão oferecem vantagens em relação à seringa convencional quando utilizadas para injecções de PDL, uma vez que o seu gatilho fornece uma dose medida de anestésico local e permite que um administrador relativamente fraco fisicamente ultrapasse a resistência significativa dos tecidos encontrada quando a técnica é administrada corretamente.

Todas as seringas de pressão envolvem completamente o cartucho dentário de vidro com plástico ou metal, protegendo assim o doente na eventualidade improvável de o cartucho de vidro se partir ou estilhaçar durante a injeção.

Advantages	Disadvantages
Measured dose	Cost
Overcomes tissue resistance	Easy to inject too rapidly
Nonthreatening (new devices)	Threatening (original devices)
Cartridges protected	

Fig. 27 Vantagens e desvantagens da seringa descartável

Stanley F. Melamed. Handbook of Local Anesthesia (Manual de Anestesia Local). Sexta edição

e.   Injetor de jato

Figge e Scherer [1947] introduziram a técnica de injeção a jato ou sem agulha [91], o que constituiu a primeira mudança fundamental nos princípios básicos da injeção desde que Alexander Wood [1853] introduziu a seringa hipodérmica. O primeiro relatório sobre a utilização de injecções a jato em medicina dentária foi publicado por Margetis et al. no ano de 1958 [92] A injeção a jato baseia-se no princípio de que os líquidos forçados através de aberturas muito pequenas, denominadas jactos, a uma pressão muito elevada, podem penetrar na pele intacta ou na membrana mucosa.

O principal objetivo do injetor a jato é obter anestesia tópica antes da inserção de

62

uma agulha.

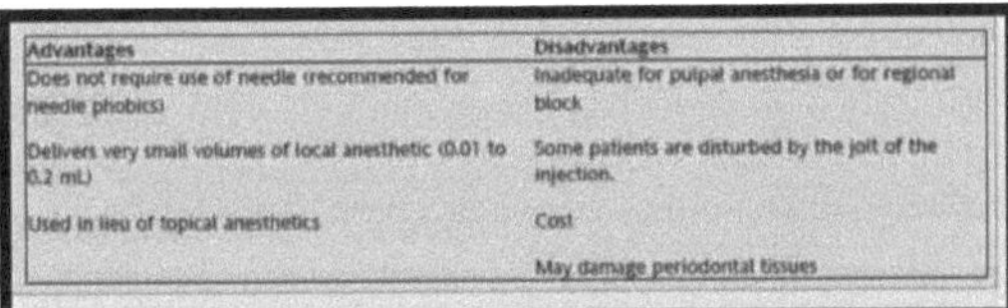

Advantages	Disadvantages
Does not require use of needle (recommended for needle phobics)	Inadequate for pulpal anesthesia or for regional block
Delivers very small volumes of local anesthetic (0.01 to 0.2 mL)	Some patients are disturbed by the jolt of the injection.
Used in lieu of topical anesthetics	Cost
	May damage periodontal tissues

Fig. 28 Vantagens e desvantagens do injetor a jato
Stanley F. Melamed. Handbook of Local Anesthesia (Manual de Anestesia Local). Sexta edição

Seringas de segurança [92]

Nos últimos anos, tem-se assistido a uma evolução no sentido do desenvolvimento e introdução de seringas de segurança, tanto na medicina como na medicina dentária. As seringas de segurança minimizam o risco de um ferimento acidental por picada de agulha que ocorra a um profissional de saúde dentária com uma agulha contaminada após a administração de um anestésico local. Estas seringas possuem uma bainha que "bloqueia" a agulha quando esta é removida dos tecidos do doente, impedindo a picada acidental da agulha.

<u>A agulha</u>

A agulha é o veículo que permite que a solução anestésica local se desloque do cartucho dentário para os tecidos que rodeiam a ponta da agulha.[93]

A maioria das agulhas utilizadas em medicina dentária são de aço inoxidável e descartáveis. As agulhas fabricadas para injecções intra-orais dentárias são pré-esterilizadas. As agulhas reutilizáveis não devem ser utilizadas para injecções.

Anatomia de uma agulha

A agulha é composta por uma única peça de metal tubular à volta da qual é colocado um adaptador de plástico ou de metal para seringas e o encaixe da agulha.

Todas as agulhas têm em comum os seguintes componentes: o bisel, o eixo, o cubo e a extremidade que penetra no cartucho.

O bisel define o ponto ou a ponta da agulha. Os biséis são descritos pelos fabricantes como longos, médios e curtos. Vários autores confirmaram que quanto maior for o ângulo do bisel com o eixo longo da agulha, maior será o grau de deflexão à medida que a agulha atravessa o hidrocolóide. Diversos fabricantes de agulhas dentárias colocaram indicadores no cubo de plástico ou de metal para ajudar a orientar o médico para a posição do bisel durante a inserção da agulha e a injeção do medicamento.

O eixo da agulha é uma peça longa de metal tubular que vai desde a ponta da agulha, passando pelo cubo e continuando até à peça que penetra no cartucho.

O canhão é uma peça de plástico ou de metal através da qual a agulha se fixa à seringa. A superfície interior das agulhas com cubo de metal é pré-roscada, tal como a maioria das agulhas com cubo de plástico, mas não todas.

A extremidade da agulha dentária que penetra o cartucho estende-se através do adaptador da agulha e perfura o diafragma do cartucho de anestésico local. A sua extremidade romba fica no interior do cartucho. Quando se seleccionam agulhas para utilização em várias técnicas de injeção, há dois factores que devem ser considerados: o calibre e o comprimento.

Medidor

O calibre refere-se ao diâmetro do lúmen da agulha: quanto mais pequeno for o número, maior é o diâmetro do lúmen. Uma agulha de 30 gauge tem um diâmetro interno mais pequeno do que uma agulha de 25 gauge. Existe uma tendência crescente para a utilização de agulhas de menor diâmetro (maior número de calibre), com base no pressuposto de que são menos traumáticas para o doente do que as agulhas de maior diâmetro. Este pressuposto é injustificado.

Hamburg et al [1972] demonstraram que os doentes não conseguem distinguir entre agulhas de calibre 23, 25, 27 e 30.[9 4]

As vantagens do calibre maior em relação ao calibre menor são

* Menor deflexão
* Maior precisão de injeção
* Menor probabilidade de quebra da agulha
* Aspiração mais fácil
* Não há diferença perceptiva no desconforto do doente.

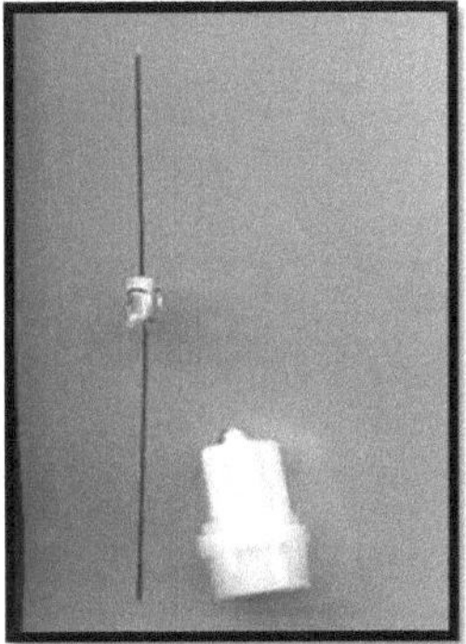

Fig. 29 Agulha desmontada
Stanley F. Melamed. Handbook of Local Anesthesia (Manual de Anestesia Local). Sexta edição

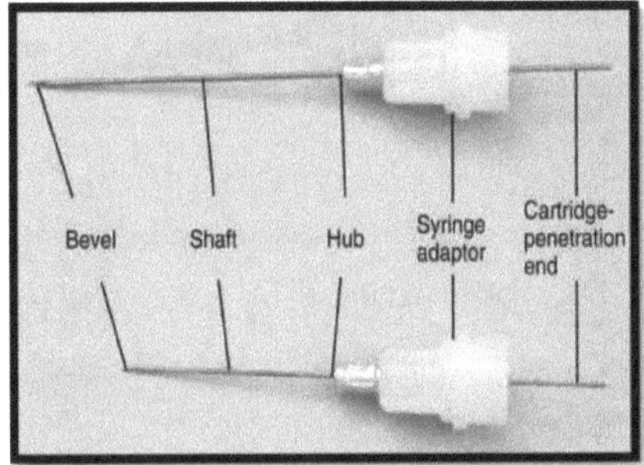

Fig. 30 Componentes da agulha

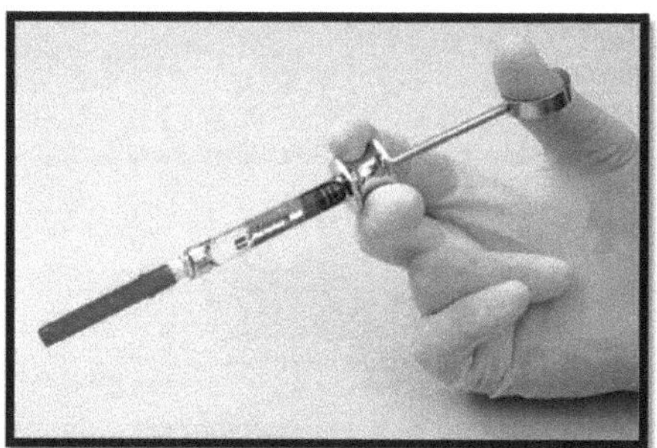

Fig. 31 Seringa tradicional agarrada com a mão

Stanley F. Melamed. Handbook of Local Anesthesia (Manual de Anestesia Local). Sexta edição

Comprimento ¡![93,94]

As agulhas dentárias estão disponíveis em três comprimentos: longo, curto e ultracurto. As agulhas ultracurtas estão disponíveis apenas como agulhas de calibre 30.

O comprimento de uma agulha curta situa-se entre 20 e 25 mm (medido do cubo à ponta), com um padrão de cerca de 20 mm, e é de 30 a 35 mm para a agulha dentária longa, com um padrão de cerca de 32 mm.

As agulhas não devem ser introduzidas nos tecidos até ao seu centro, a menos que tal seja absolutamente necessário para o êxito da injeção. Uma das razões para esta precaução é a quebra da agulha, que, embora rara, ocorre.

Cuidados e manuseamento das agulhas[ ][93]

As agulhas atualmente disponíveis para os profissionais de medicina dentária são pré-esterilizadas e descartáveis. Com os devidos cuidados e manuseamento, não devem ser a causa de dificuldades significativas.

1. As agulhas nunca devem ser utilizadas em mais do que um doente.

2. As agulhas devem ser substituídas após várias (três ou quatro) penetrações nos

66

tecidos do mesmo doente. Após três ou quatro inserções, as agulhas descartáveis de aço inoxidável ficam embotadas.

A penetração nos tecidos torna-se cada vez mais traumática com cada inserção, produzindo dor na inserção e dor quando a sensação regressa após o procedimento.

3. As agulhas devem ser cobertas com uma bainha de proteção quando não estão a ser utilizadas, para evitar uma picada acidental com uma agulha contaminada.

4. Deve ter sempre em atenção a posição da ponta da agulha descoberta, quer esteja dentro ou fora da boca do doente. Isto minimiza o risco de potenciais lesões para o doente e para o administrador.

5. As agulhas devem ser corretamente eliminadas após a sua utilização para evitar possíveis ferimentos ou a sua reutilização por pessoas não autorizadas.

As agulhas podem ser destruídas de uma das seguintes formas:

a. As agulhas contaminadas (bem como todos os outros objectos contaminados com sangue ou saliva, como cartuchos) devem ser eliminados em contentores especiais "contaminados" ou "cortantes".

b. A utilização correcta de uma agulha ou seringa auto-revestida (agulha de "segurança") minimiza o risco de picada de agulha acidental.

c. Quando as agulhas devem ser reutilizadas para injecções subsequentes (uma prática exclusiva da profissão dentária em comparação com a medicina ou outras profissões de cuidados de saúde, em que raramente são administradas segundas injecções), a recapagem é realizada utilizando a técnica de "colher" ou um porta-agulhas.

d. As agulhas contaminadas nunca devem ser deitadas fora em contentores de lixo abertos.

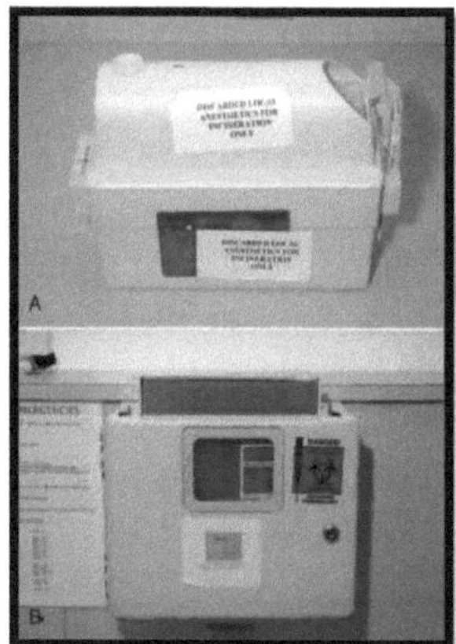

Fig. 32 Contentores do lixo para agulhas

O cartucho

O cartucho dentário é um cilindro de vidro que contém o medicamento anestésico local, entre outros ingredientes. Tal como preparado atualmente, o cartucho dentário contém aproximadamente 1,8 ml de solução anestésica local.[95]

O cartucho dentário é, por uso comum, referido pelos profissionais de medicina dentária como um carpule. O termo carpule é, na verdade, um nome comercial registado para o cartucho dentário preparado pelos Laboratórios Cook-Waite, que o introduziram na medicina dentária em 1920.

Nos últimos anos, os fabricantes de anestésicos locais em alguns países introduziram um cartucho de anestésico local composto por plástico. Os cartuchos de plástico têm várias características negativas, principalmente a fuga de solução durante a injeção, a necessidade de aplicar uma força considerável ao êmbolo da seringa [96] (por exemplo, ligamento periodontal [PDL], injecções nasopalatinas), e o êmbolo não "desliza" pelo cartucho de plástico tão suavemente como no cartucho de vidro, o que leva a jorros súbitos de administração de anestésico local, que podem produzir dor no doente.

Componentes

O cartucho dentário pré-cheio de 1,8 ml é composto por quatro partes[95] :

1   Tubo de vidro cilíndrico

2   Tampão (êmbolo, batoque)

3   Tampa de alumínio

4   Diafragma

A rolha (êmbolo, batoque) está localizada na extremidade do cartucho que recebe o arpão da seringa de aspiração. O arpão é encaixado no êmbolo de borracha de silicone (não contendo látex) com uma ligeira pressão do dedo aplicada no anel do polegar da seringa. O êmbolo ocupa um pouco menos de 0,2 ml do volume de todo o cartucho.

Nos últimos anos, tem-se assistido a uma evolução no sentido da utilização de uma rolha de borracha preta uniforme em todas as combinações de medicamentos anestésicos locais.

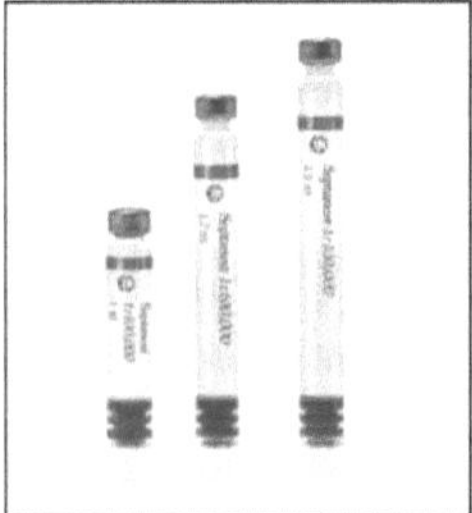

Fig. 33 Cartucho
Stanley F. Melamed. Handbook of Local Anesthesia (Manual de Anestesia Local). Sexta edição

TÉCNICAS DE ANESTESIA LOCAL HABITUALMENTE UTILIZADAS EM CRIANÇAS

São utilizadas várias técnicas de anestesia local para administrar anestesia local na cavidade oral e nas estruturas circundantes.

Podem ser classificadas em termos gerais como técnicas anestésicas locais maxilares e mandibulares.

TÉCNICAS DE ANESTESIA MAXILAR

Podem distinguir-se três tipos principais de injeção de anestésico local na região maxilar: infiltração local, bloqueio de campo e bloqueio do nervo.

Infiltração local

As pequenas terminações nervosas terminais na área do tratamento dentário são inundadas com uma solução anestésica local.

O termo infiltração tem sido comummente utilizado em medicina dentária para definir uma injeção na qual a solução anestésica local é depositada no ápice ou acima do ápice do dente a ser tratado.

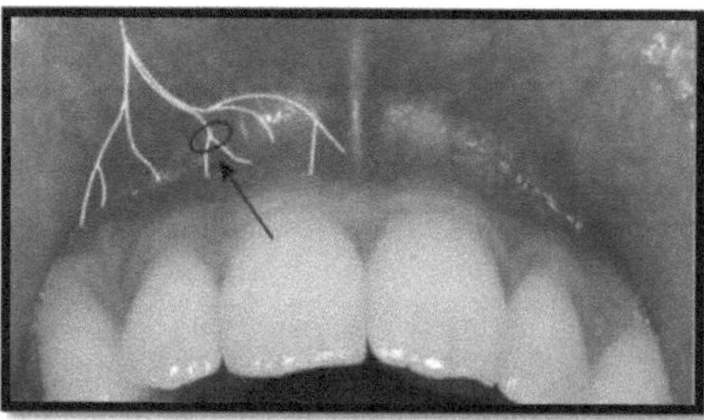

Fig. 34 Infiltração local
Stanley F. Melamed. Handbook of Local Anesthesia (Manual de Anestesia Local). Sexta edição

Bloco de campo

O anestésico local é depositado perto dos ramos terminais maiores do nervo, de modo a que a área anestesiada fique circunscrita, impedindo a passagem de impulsos do dente para o sistema nervoso central (SNC).

As injecções maxilares administradas acima do ápice do dente a tratar são corretamente designadas por bloqueios de campo (embora a utilização comum as identifique como infiltração ou supraperiosteal).

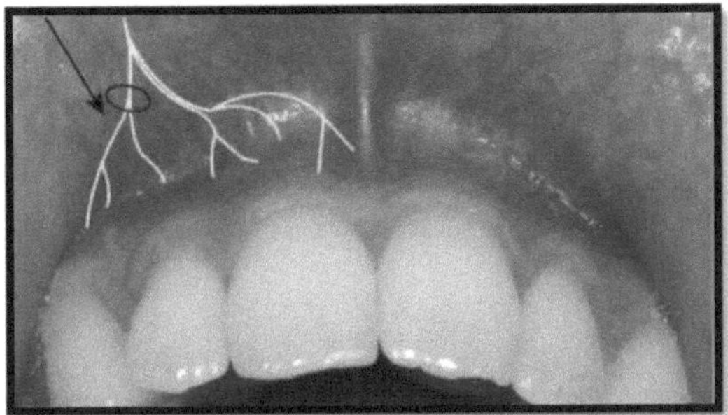

Fig. 35 Bloco de campo

Bloqueio do nervo

O anestésico local é depositado perto de um tronco nervoso principal, normalmente a uma distância do local da intervenção cirúrgica.

<u>**Técnicas mais utilizadas nas regiões maxilares**</u> [97]

<u>**Injeção supraperiosteal**</u>

A injeção supraperiosteal, mais vulgarmente (mas incorretamente) designada por infiltração local, é a técnica mais frequentemente utilizada para obter anestesia pulpar nos dentes maxilares.

A injeção supraperiosteal está indicada sempre que os procedimentos dentários se limitam a uma área relativamente circunscrita na região dos incisivos maxilares ou mandibulares.

Outros nomes comuns: Infiltração local, injeção paraperiosteal.

Nervos anestesiados: Grandes ramos terminais do plexo dentário.

Áreas Anestesiadas: Toda a região inervada pelos grandes ramos terminais deste plexo: polpa e região radicular do dente, periósteo bucal, tecido conjuntivo e mucosa.

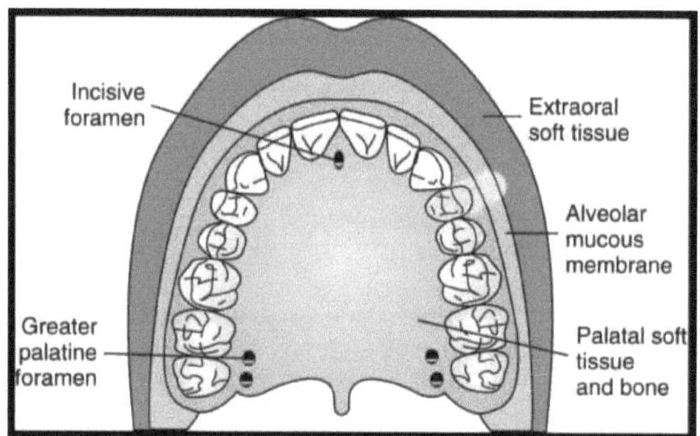

Fig. 36 Infiltração local ou técnica supraperiosteal, Malamed, SF, Yagiela, J: Anestésicos locais.

Indicações:

• Anestesia pulpar dos dentes maxilares quando o tratamento é limitado a um ou dois dentes

• Anestesia de tecidos moles quando indicada para procedimentos cirúrgicos numa área circunscrita

Contra-indicações:

• Infeção ou inflamação aguda na zona da injeção.

• Osso denso que cobre os ápices dos dentes

Vantagens:

• Elevada taxa de sucesso (>95%)

• Injeção tecnicamente fácil

• Normalmente é totalmente atraumático

Desvantagens:

Não recomendado para grandes áreas devido à necessidade de múltiplas inserções de agulhas e à necessidade de administrar volumes totais maiores de anestésico local.

Área de inserção: altura da prega mucobucal acima do ápice do dente a ser anestesiado.

Pontos de referência: Prega mucobucal, coroa do dente, contorno da raiz do dente

Orientação do bisel: em direção ao osso

Procedimento: Limpe com gaze seca esterilizada. Aplique um antissético tópico e aplique um anestésico tópico durante pelo menos 1 minuto. Oriente a agulha de modo a que o bisel fique virado para o osso. Levante o lábio, esticando o tecido. Segure a seringa paralelamente ao eixo longo do dente. Insira a agulha na altura da prega mucobucal sobre o dente alvo. Avance a agulha até que o seu bisel esteja na região apical do dente ou acima dela. Na maioria dos casos, a profundidade de penetração é de apenas alguns milímetros.

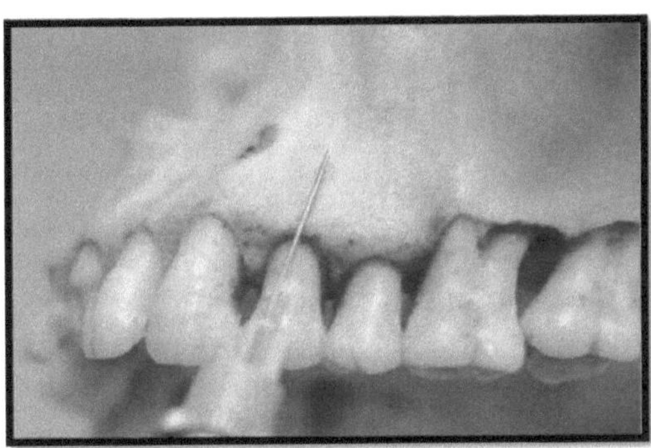

Fig. 37 Infiltração local ou técnica supraperiosteal,
Malamed, SF, Yagiela, J: Anestésicos locais.

Aspire. Se for negativo, deposite lentamente cerca de 0,6 ml (um terço de um cartucho) durante 20 segundos. Retire lentamente a seringa. Coloque a agulha em segurança. Aguarde 3 a 5 minutos antes de iniciar o procedimento dentário.

Sintomas:

- Subjetivo: sensação de dormência na zona de administração
- Objetivo: utilização do teste elétrico da polpa (EPT) sem resposta de um dente com um débito EPT máximo (80/80) e ausência de dor durante o tratamento

	Length of Crown, mm +	Length of Root, mm =	Length of Tooth
Maxillary			
Central incisors	11.6	12.4	24.0
Lateral incisors	9.0-10.2	12.3-13.5	22.5
Canines	10.9	16.1	27.0
First premolars	8.7	13.0	21.7
Second premolars	7.9	13.6	21.5
First molars	7.7	13.6	21.3
Second molars	7.7	13.4	21.1
Third molars	Extremely variable	Extremely variable	Extremely variable
Mandibular			
Central incisors	9.4	12.0	21.4
Lateral incisors	9.9	13.3	23.2
Canines	11.4	14.0	25.4
First premolars	7.5-11.0	11.0-16.0	18.5-27.0
Second premolars	8.5	14.7	23.2
First molars	8.3	14.5	22.8
Second molars	8.1	14.7	22.8
Third molars	Extremely variable	Extremely variable	Extremely variable

Fig. 38 Comprimento médio das raízes

Falhas de Anestesia:

A ponta da agulha encontra-se abaixo do ápice (ao longo da raiz) do dente. Depositar a solução anestésica abaixo do ápice de um dente maxilar resulta numa excelente anestesia dos tecidos moles, mas numa anestesia pulpar fraca ou ausente.

TÉCNICAS ANESTÉSICAS LOCAIS EM CRIANÇAS E ADOLESCENTES Bloqueio do nervo alveolar superior posterior

O bloqueio do nervo alveolar superior posterior (PSA) é um bloqueio do nervo dentário comummente utilizado. Quando utilizado para obter anestesia pulpar, o bloqueio do nervo PSA é eficaz para o terceiro, segundo e primeiro molares superiores (em 77% a 100% dos pacientes). No entanto, a raiz mesiovestibular do primeiro molar superior não é consistentemente inervada pelo nervo PSA. Num estudo de dissecção realizado por Loetscher e colaboradores, o nervo alveolar superior médio forneceu inervação sensorial à raiz mesiovestibular do primeiro molar superior em 28% dos espécimes examinados. Portanto, uma segunda injeção, geralmente supraperiosteal, é indicada para procedimentos operatórios dos dentes molares e estruturas de suporte. Esta injeção deve ser combinada com a injeção palatina para extracções ou quando a instrumentação se estende a esta área.

Nervos anestesiados: Nervo alveolar superior posterior.

Áreas anestesiadas: Os molares superiores (com exceção da raiz mesiobucal do primeiro molar), o processo alveolar vestibular dos molares superiores, o periósteo, o tecido conjuntivo e a membrana mucosa.

Pontos de referência anatómicos: Prega mucobucal e respectiva concavidade, processo zigomático da maxila, superfície infratemporal da maxila, bordo anterior e processo coronoide do ramo da mandíbula, tuberosidade da maxila.

Vantagens:
- Atraumático; quando administrado corretamente, o doente que recebe o PSA não sente dor devido à área relativamente grande de tecido mole em que o anestésico local é depositado e ao facto de o osso não ser contactado
- Elevada taxa de sucesso (>95%)
- Número mínimo de injecções necessárias, minimiza o volume total de solução anestésica local administrada

Desvantagens:
- Risco de hematoma, geralmente difuso; além disso, é desconfortável e visualmente embaraçoso para o doente.
- A técnica é algo arbitrária: não há pontos de referência ósseos durante a inserção
- Segunda injeção necessária para o tratamento do primeiro molar (raiz mesiobucal) em 28% dos pacientes

Procedimento:

O doente é posicionado de modo a que o plano oclusal do maxilar esteja num ângulo de 45 graus em relação ao chão. O operador move o dedo indicador sobre a prega mucobucal numa direção posterior a partir da área bicúspide até atingir o processo zigomático do maxilar. Na sua superfície posterior, a ponta do dedo repousa numa concavidade da prega mucobucal.

Neste ponto específico, o dedo indicador é rodado de modo a que a unha fique adjacente à mucosa e a sua porção bulbosa ainda esteja em contacto com a superfície posterior do processo zigomático.

Agora, a mão é baixada com o dedo, mantendo a parte bulbosa ainda em contacto com o processo zigomático, de modo a que o dedo fique num ângulo reto em relação às superfícies oclusais dos dentes maxilares e num ângulo de 45° em relação ao plano sagital do doente. O dedo indicador deve estar a apontar na direção exacta que a agulha deve seguir. A área de inserção deve ser seca e pintada com uma solução anti-séptica adequada. Uma seringa previamente carregada, com uma agulha de calibre 25 de 15/8 polegadas, é segurada com uma caneta e inserida no tecido numa linha paralela ao dedo indicador e que divide a unha. A inserção é efectuada a uma distância de cerca de ½ a ¾ de polegada para cima, para a frente e para trás. A agulha deve ser colocada na proximidade imediata dos forames através dos quais os nervos entram no maxilar. Depois de aspirar e de se certificar de que a ponta da agulha não está dentro de um vaso, o operador injecta lentamente o conteúdo do cartucho, mantendo a posição da agulha durante todo o processo. Deve obter-se a analgesia do primeiro, segundo e terceiro molares superiores, incluindo o processo alveolar vestibular, o periósteo e a mucosa. No entanto, isto não inclui a raiz mesiovestibular do primeiro molar superior, que é inervada por ramos do nervo alveolar superior médio. Esta raiz e os tecidos de suporte podem ser anestesiados por infiltração bucal sobre a raiz envolvida[94].

Sintomas:

Sintomas subjectivos: Nenhum.

Sintomas objectivos: Instrumentação necessária para demonstrar a ausência de sensação de dor.

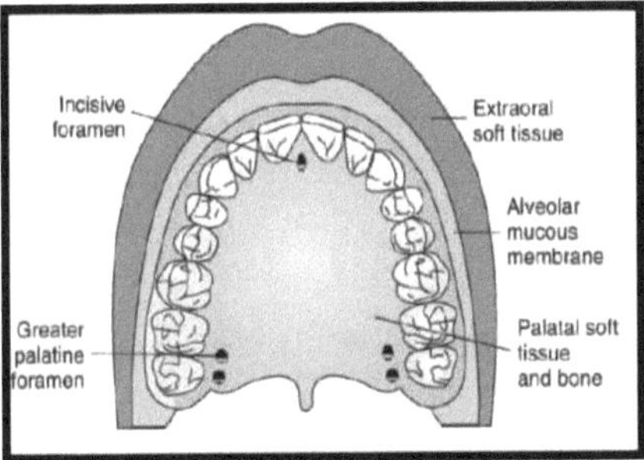

Fig. 39 Técnica alveolar superior posterior, Malamed, SF, Yagiela, J: Anestésicos locais.

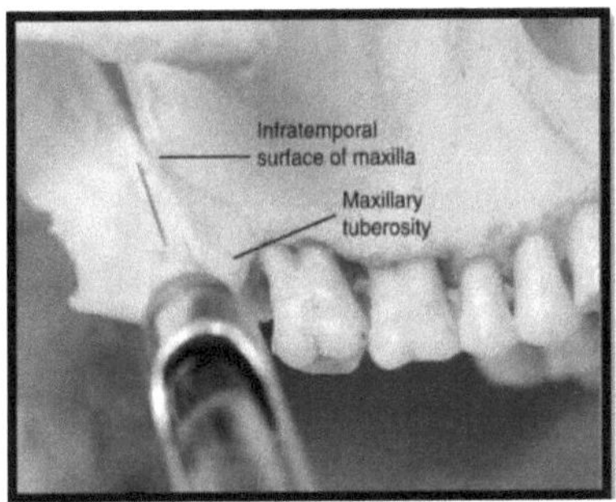

Fig. 40 Técnica alveolar superior posterior

Falhas de anestesia:

- Quando a agulha é demasiado lateral. Para corrigir: Redireccione a ponta da agulha medialmente.

- Quando a agulha não está suficientemente alta. Para corrigir: Redireccione a ponta da agulha para cima.

- Quando a agulha está demasiado posterior. Para corrigir: Retire a agulha até à profundidade correcta.

Complicações:

- Hematoma

- Anestesia mandibular. A divisão mandibular do quinto nervo craniano (V3) está localizada lateralmente aos nervos PSA. A deposição de anestésico local lateral ao local desejado pode produzir vários graus de anestesia mandibular. Na maioria das vezes, quando isto ocorre, os doentes referem que a sua língua e talvez o lábio inferior estão

anestesiado.][194]

Bloqueio dos nervos alveolares anteriores e médio-superiores (bloqueio infra-orbital)

Quando se pretende bloquear os nervos alveolares superior anterior e médio. Qualquer procedimento, cirúrgico ou operatório, pode ser efectuado nos cinco dentes maxilares anteriores do mesmo lado da linha mediana. A inervação da linha média ou sobreposta deve ser considerada.

Nervos anestesiados: Nervos infraorbitário, anterior e alveolar superior médio; nervos palpebral inferior, nasal lateral e labial superior.

Áreas anestesiadas: Incisivos, cúspides, bicúspides e raiz mesiovestibular do primeiro molar do lado injetado, incluindo suporte ósseo e tecido mole; lábio superior, pálpebra inferior e uma parte do nariz do mesmo lado.

Pontos de referência anatómicos: Crista infra-orbitária, depressão infra-orbitária, incisura supra-orbitária, incisura infra-orbitária, dentes anteriores e pupilas dos olhos.

Percurso da agulha durante a inserção:

Abordagem bicúspide. A agulha atravessa a mucosa e o tecido areolar e, durante a inserção, deve passar por baixo e lateralmente à artéria maxilar externa e à veia facial anterior.

Abordagem do incisivo central. A agulha passa através da mucosa e do tecido areolar e por baixo da cabeça angular do quadrado dos lábios superiores. Prossegue anteriormente para a origem do músculo canino e entre a artéria maxilar externa e a veia facial anterior.

Indicações:

• Procedimentos dentários que envolvam mais de dois dentes maxilares e os respectivos tecidos vestibulares sobrejacentes Inflamação ou infeção (que contra-indica a injeção supraperiosteal): Se estiver presente uma celulite, o bloqueio do nervo maxilar pode ser indicado em vez do bloqueio do nervo ASA.

• Quando as injecções supraperiosteais são ineficazes devido à presença de osso cortical denso. []94

Contra-indicações:

• Áreas de tratamento discretas (apenas um ou dois dentes; de preferência supraperiosteal)

• A hemostase de áreas localizadas, quando desejável, não pode ser adequadamente alcançada com esta injeção; está indicada a infiltração local na área de tratamento.

Vantagens:

• Técnica comparativamente simples

• Comparativamente seguro; minimiza o volume de solução utilizado e o número de punções com agulha necessárias para obter anestesia

Desvantagens:

• Administrador: Pode haver um receio inicial de ferir o olho do doente (a experiência com a técnica leva à confiança).

• Paciente: Uma abordagem extra-oral ao nervo infra-orbital pode revelar-se incómoda; no entanto, as técnicas intra-orais raramente constituem um problema.

• Anatómico: dificuldade em definir pontos de referência

Procedimento:

O doente é colocado confortavelmente na cadeira e inclinado de modo a que o plano oclusal maxilar faça um ângulo de 45 graus com o chão. Pede-se ao doente que olhe diretamente para a frente enquanto se apalpam os entalhes supra-orbitais e infra-orbitais. Uma linha reta imaginária traçada verticalmente através destes pontos de referência passará pelas pupilas dos olhos, pelo forame infraorbitário, pelos dentes bicúspides e pelo forame mental. Quando se localiza a incisura infra-orbitária, o dedo palpador deve ser movido para baixo cerca de 0,5 cm, onde se sentirá uma depressão pouco profunda. O forame infraorbitário está localizado dentro da depressão rasa. Uma agulha de 1 polegada e calibre 25 é então inserida na prega mucolabial a partir de uma de duas direcções.[ ][94]

Ao usar a primeira direção, o dentista insere a agulha numa linha paralela à incisura supra-orbitária, à pupila do olho, à incisura infra-orbitária e ao segundo dente bicúspide, se este estiver colocado. A agulha deve ser inserida a uma distância suficiente (cerca de 5 mm) da placa labial para passar sobre a fossa canina. O polegar que está colocado sobre o forame infraorbitário deve ser utilizado para manobrar a agulha para uma posição em que esta entre em contacto com o osso na entrada do forame.

A segunda direção de inserção corta a coroa do incisivo central desde o ângulo mesioincisal até ao ângulo distogengival. A agulha é novamente inserida a cerca de 5 mm da prega mucobucal e guiada para a sua posição pelo polegar, marcando a localização do forame infraorbitário. A ponta da agulha deve tocar suavemente os limites do forame. Em qualquer uma das abordagens, a agulha não deve penetrar mais do que 2,5 cm. São depositados lentamente cerca de 2 ml de solução nesta área e o polegar é mantido em posição até a injeção estar concluída. Embora o bloqueio dos nervos alveolares superior anterior e médio anestesie os cinco dentes anteriores, é necessário que o operador permita a inervação da linha média ou sobreposta, infiltrando sobre o ápice do incisivo central oposto. [94,95]

Sintomas:

• Sintomas subjectivos: O formigueiro e o entorpecimento do lábio superior, da pálpebra inferior e da parte lateral do nariz do lado afetado estarão sempre presentes, mas não são necessariamente uma indicação de uma boa anestesia; os nervos que fornecem estas áreas podem estar bloqueados, mas o nervo alveolar superior anterior pode não ser afetado. Bata nos dentes com um instrumento e compare a sensação com a do nervo alveolar superior anterior.

- produzida pela batida num dente não anestesiado pode dar alguma indicação do estado da anestesia.

- Sintomas objectivos: A instrumentação demonstrará a ausência de sensação de dor.

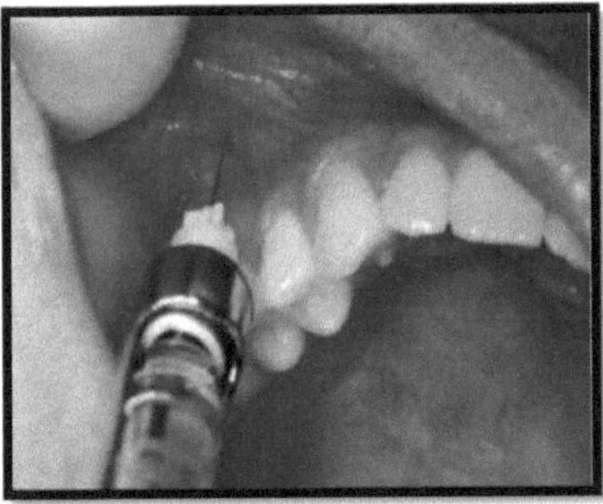

Fig. 41 Técnica infra-orbital, Malamed, SF, Yagiela, J: Anestésicos locais.

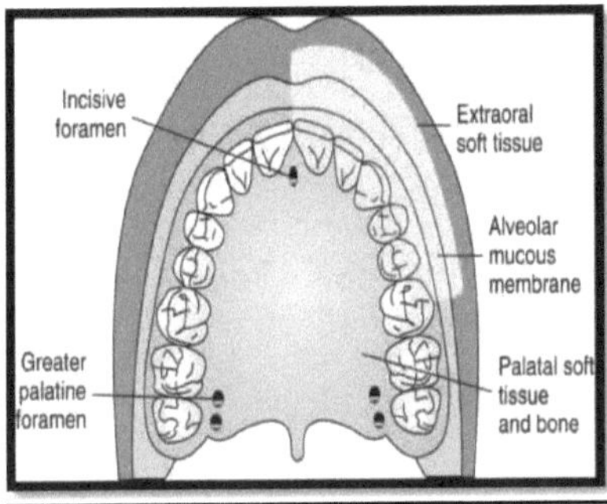

Fig. 42 Técnica infra-orbital

Falhas de anestesia:

- Agulha em contacto com o osso abaixo (inferiormente) do forame infra-orbital: A anestesia da pálpebra inferior, do lado lateral do nariz e do lábio superior pode desenvolver-se com pouca ou nenhuma anestesia dentária; pode sentir-se um bolus de solução sob a pele na área de deposição, que se encontra a uma distância do forame infra-

orbital (que ainda é palpável após a injeção da solução anestésica local). Estas são, de longe, as causas mais comuns de insucesso anestésico na distribuição do nervo ASA. Em essência, um ASA falhado é uma injeção supraperiosteal sobre o primeiro pré-molar.
- Desvio da agulha medial ou lateral ao forame infra-orbital.

Complicações:

Pode desenvolver-se um hematoma (raro) na pálpebra inferior e nos tecidos entre esta e o forame infraorbitário. Para o controlar, aplique pressão no tecido mole sobre o forame durante 2 a 3 minutos. O hematoma é extremamente raro porque a pressão é aplicada rotineiramente no local da injeção durante e após a administração do bloqueio do nervo ASA. [94]

Bloqueio do nervo nasopalatino

Nervos anestesiados: Nervo nasopalatino quando emerge do forame palatino anterior.

Áreas anestesiadas: A porção anterior do palato duro e as estruturas sobrejacentes até à área bicúspide, onde os ramos do nervo palatino anterior que se deslocam para a frente criam uma inervação dupla.

Pontos de referência anatómicos: dentes incisivos centrais, papila incisiva na linha média do palato

Indicações:

*   Quando a anestesia dos tecidos moles palatinos é necessária para o tratamento de restauração em mais de dois dentes
*   Para o controlo da dor durante procedimentos cirúrgicos periodontais ou orais que envolvam os tecidos moles e duros do palato
*   tecidos

Contra-indicações:

*   Inflamação ou infeção no local da injeção
*   Área de terapia mais pequena (um ou dois dentes)

Vantagens:

- Minimiza a penetração da agulha e o volume de solução
- Desconforto mínimo para o doente devido a múltiplas penetrações da agulha

Desvantagens:

- Sem hemostasia, exceto na zona imediata da injeção
- Potencialmente a injeção intra-oral mais traumática.

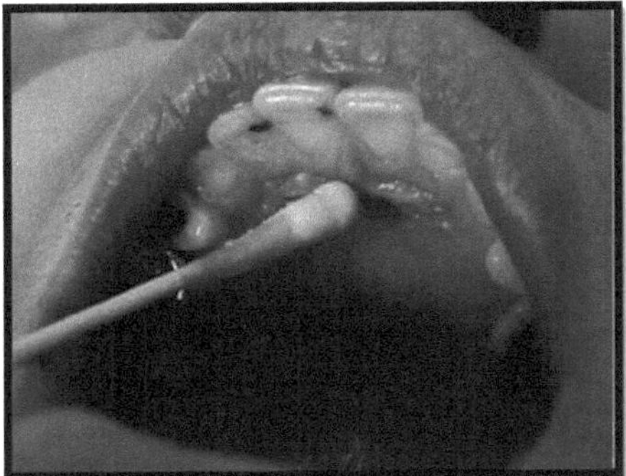

Fig. 43 Técnica nasopalatina

Procedimento:

O bloqueio do nervo nasopalatino é uma injeção extremamente dolorosa, a menos que seja feita uma injeção preparatória. A injeção preparatória é efectuada através da inserção de uma agulha de calibre 25 de 1 polegada no tecido intraseptal labial entre os incisivos centrais superiores. Esta agulha é inserida num ângulo reto em relação à placa labial e é passada para os tecidos até encontrar resistência; em seguida, são depositados 0,25 ml de solução anestésica. A agulha é então retirada e reinserida lentamente na crista da papila, certificando-se de que está alinhada com a placa alveolar vestibular. A agulha é avançada lentamente até ao forame incisivo, cerca de 0,5 cm para dentro do canal. Devem ser injectados lentamente cerca de 0,25 a 0,5 ml. Retire a agulha e cubra-a com segurança.[ ][94]

Sintomas:

* Sintomas subjectivos. Sensação de dormência no palato quando contactado com a língua.
* Sintomas objectivos. Instrumentação necessária para demonstrar a ausência de sensação de dor.

Falhas de anestesia:

* Injeção de grande sucesso
* Anestesia unilateral:

a. Se a solução for depositada num dos lados do canal incisivo, pode desenvolver-se uma anestesia unilateral.

b. Para corrigir: Volte a inserir a agulha no tecido já anestesiado e reinjecte a solução na área não anestesiada.

Anestesia inadequada dos tecidos moles palatinos na área do canino superior e do primeiro pré-molar:

a. Se as fibras do nervo palatino maior se sobrepuserem às do nervo nasopalatino, a anestesia dos tecidos moles, palatinos do canino e do primeiro pré-molar, pode ser inadequada.

b. Para corrigir: A infiltração local pode ser necessária como suplemento na área inadequadamente anestesiada.

Complicações:

* O hematoma é possível, mas extremamente raro, devido à densidade e à aderência firme dos tecidos moles do palato ao osso.
* A necrose dos tecidos moles é possível quando se utiliza uma solução vasoconstritora altamente concentrada (por exemplo, norepinefrina) para hemostase durante um período prolongado.
* Devido à densidade dos tecidos moles, a solução anestésica pode "esguichar" para fora do local de punção da agulha durante a administração ou após a retirada

da agulha. [94,95]

<u>**Bloqueio do nervo palatino anterior**</u>

Nervos anestesiados: Nervo palatino anterior à saída do forame palatino maior.

Áreas anestesiadas: Porção posterior do palato duro e estruturas sobrejacentes até ao primeiro bicúspide do lado injetado. Na zona do primeiro bicúspide, encontrar-se-ão ramos do nervo nasopalatino.

Pontos de referência anatómicos: Segundo e terceiro molares maxilares, margem gengival palatina do segundo e terceiro molares maxilares, linha média do palato, uma linha de aproximadamente 1 cm a partir da margem gengival palatina em direção à linha média do palato.

Indicações:

•   Para anestesia palatina a ser utilizada em conjunto com o bloqueio alveolar superior posterior ou o bloqueio do nervo alveolar superior médio.

•   Para cirurgia da porção posterior do palato duro.

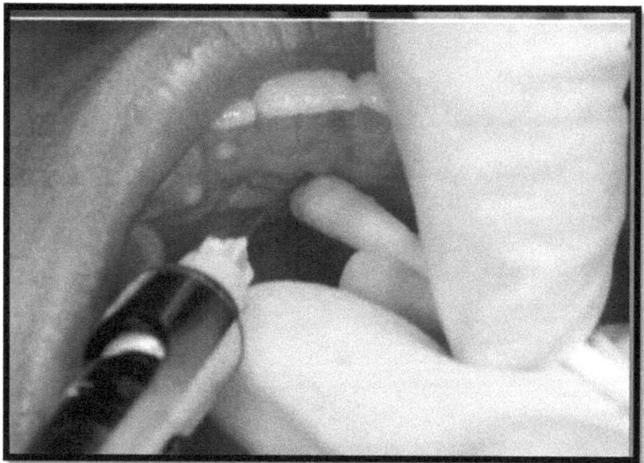

Fig. 44 Técnica anterioroalatina

Procedimento:

O forame palatino maior é abordado do lado oposto com uma agulha de 1 polegada, de calibre 25, que é mantida o mais próximo possível de um ângulo reto com a curvatura do osso palatino). A agulha deve ser introduzida muito lentamente até entrar em contacto com o osso palatino. A solução anestésica, 0,25 a 0,5 ml, é injectada muito lentamente. Será vantajoso inserir a agulha e depositar a solução de modo a que o nervo palatino anterior seja anestesiado anteriormente ao forame. Este nervo pode ser bloqueado em qualquer ponto do seu trajeto anterior após a saída do forame. A anestesia do mucoperiósteo do palato será obtida à frente da área de injeção. Em muitos casos, quando a área bicúspide tem de ser anestesiada, é vantajoso inserir a agulha e depositar a solução na curvatura palatina oposta às bicúspides. Isto assegurará a anestesia da área que recebe frequentemente uma inervação dupla do nervo palatino anterior, que corre para a frente, e do nervo nasopalatino, que se estende posteriormente.[9 4]

Sintomas:

- Sintomas subjectivos. Sensação de dormência no palato posterior quando contactado com a língua.
- Sintomas objectivos. Instrumentação necessária para demonstrar a ausência de sensação de dor.[9 4]

Bloqueio do nervo maxilar

Nervos anestesiados: Nervo maxilar e todas as suas subdivisões periféricas ao local da injeção.

Áreas anestesiadas: Regiões temporais e zigomáticas anteriores, pálpebra inferior, lado do nariz, bochecha anterior, lábio superior, dentes maxilares, osso alveolar maxilar e estruturas sobrejacentes, palato duro e mole, amígdala, parte da faringe, septo nasal e pavimento do nariz, mucosa lateral posterior e ossos cornetos

Pontos de referência anatómicos: Ponto médio do arco zigomático, entalhe zigomático, processo coronoide do ramo da mandíbula localizado através da abertura e fecho do maxilar inferior, placa pterigoide lateral. [94,95]

Indicações:

• Quando a anestesia de toda a distribuição do nervo maxilar é necessária para uma cirurgia extensa.

• Quando é desejável bloquear todas as subdivisões do nervo maxilar com apenas uma inserção de agulha e um mínimo de solução anestésica.

• Quando a infeção local, o traumatismo ou outras condições tornam difícil ou impossível o bloqueio dos ramos mais terminais.

• Para fins diagnósticos ou terapêuticos, como tiques ou nevralgias da divisão maxilar do quinto nervo.

Contra-indicações:

• Anomalia estrutural

Vantagens:

• Injeção atraumática através da abordagem da tuberosidade alta

• A aspiração positiva é inferior a 1% (abordagem do canal palatino maior).

• Minimiza o número de penetrações de agulha necessárias para uma anestesia bem sucedida da hemimaxila (mínimo de quatro via PSA, infra-orbital, palatina maior e nasopalatina)

- Minimiza o volume total de solução anestésica local injectada para 1,8 versus 2,7 ml

Desvantagens:

- Risco de hematoma, principalmente com a abordagem de alta tuberosidade.
- Relativamente arbitrário.

Procedimento:

Este procedimento deve ser efectuado em condições assépticas. O doente está em posição supina. Localiza-se o ponto médio do processo zigomático e marca-se a depressão na sua superfície inferior. Com uma agulha hipodérmica de calibre 25, é criada uma pápula cutânea imediatamente abaixo desta marca na depressão, que o dentista identifica fazendo com que o doente abra e feche a mandíbula. A agulha é inserida através da pápula cutânea, perpendicularmente ao plano sagital mediano (superfície da pele) até que a ponta da agulha contacte suavemente com a placa pterigoide lateral. A agulha nunca deve ser inserida para além da profundidade do marcador. A agulha é retirada, ficando apenas a ponta no tecido, e redireccionada numa ligeira direção para a frente e para cima até a agulha ser inserida até à profundidade do marcador. Após a aspiração, são lentamente injectados 2 ou 3 ml de uma solução anestésica adequada. Deve ter-se o cuidado de aspirar após cada 0,5 ml de solução injectada.[ ][95]

Sintomas:

- Sintomas subjectivos: Formigueiro e dormência do lábio superior, do lado do nariz e da pálpebra inferior e, em alguns casos, anestesia do palato mole e da faringe, com sensação de engasgamento.
- Sintomas objectivos: Instrumentação necessária para demonstrar a ausência de sensação de dor.

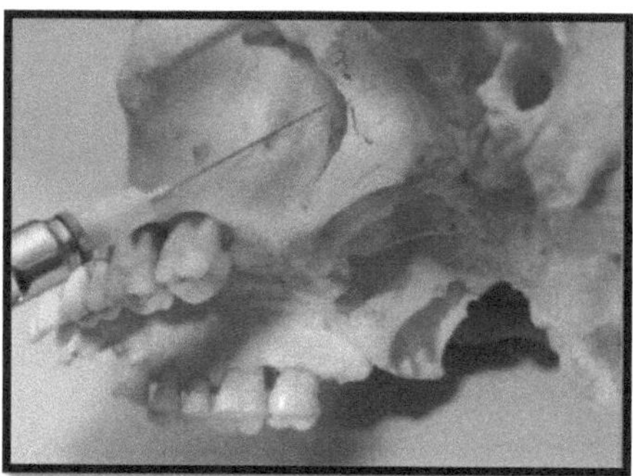

Fig. 45 Técnica de bloqueio do nervo maxilar

Falhas de anestesia:

• Anestesia parcial; pode resultar de uma penetração insuficiente da agulha. Para corrigir: Volte a inserir a agulha até à profundidade adequada e volte a injetar.

Complicações:

• O hematoma desenvolve-se rapidamente se a artéria maxilar for perfurada durante o bloqueio do nervo maxilar.

TÉCNICAS MANDIBULARES

Bloqueio do nervo mandibular

Em 1973, Gow Gates descreveu um verdadeiro bloqueio do nervo mandibular. Uma única injeção de anestésico proporciona anestesia dos tecidos duros e moles da mandíbula até à linha média.

Nervos anestesiados: Nervo mandibular e suas subdivisões, incluindo os nervos alveolar inferior, lingual, bucinador, incisivo, mental, milo-hióideo e auriculotemporal.

Áreas anestesiadas: Todos os tecidos moles e duros mandibulares até à linha média, incluindo o pavimento da boca e os dois terços anteriores da língua, os tecidos moles linguais e o periósteo, a pele sobre o zigoma, a porção posterior da bochecha, a região temporal e uma porção do ouvido externo.[9 5]

Pontos de referência anatómicos: Borda anterior do ramo, tendão do músculo temporal, canto da boca, entalhe intertrágico da orelha, orelha externa

Indicações:

- Procedimentos operatórios e cirúrgicos em dentes mandibulares.
- Quando é necessária a anestesia dos tecidos moles vestibulares e labiais desde o terceiro molar até à linha média.
- Quando é necessária uma anestesia lingual dos tecidos moles.
- Fins diagnósticos e terapêuticos.

Contra-indicações:

- Anquilose, redução da abertura da boca.

Vantagens:

- Requer apenas uma injeção; geralmente não é necessário um bloqueio do nervo bucal

Desvantagens:

* A anestesia lingual e do lábio inferior é desconfortável para muitos pacientes e é possivelmente perigosa para certos indivíduos.

Procedimento:

O doente é colocado na posição supina (embora também possa ser utilizada a posição semi-reclinada). O operador está posicionado à direita e ligeiramente à frente do doente. O doente mantém a boca bem aberta e permanece nessa posição até a injeção estar concluída. Esta posição desloca o côndilo anteriormente, facilitando assim a injeção. Traça-se uma linha imaginária desde o canto da boca até à incisura intertrágica da orelha. Palpa-se o bordo anterior do ramo e identifica-se o tendão do músculo temporal. O operador alinha visualmente os pontos de referência intra-orais e extra-orais, e a agulha é introduzida através da mucosa imediatamente medial ao tendão temporal e direccionada para a área alvo numa linha que se estende desde o canto da boca até à incisura intertrágica. O grau de divergência da orelha externa em relação à cabeça é utilizado como guia para o alargamento lateral do ramo. A inserção da agulha deve ser paralela ao grau de alargamento da orelha. A agulha deve ser avançada até entrar em contacto com a região da fóvea do colo do côndilo. A profundidade de inserção não deve exceder 25 a 27 mm. Se o contacto ósseo não for estabelecido, a agulha deve ser ligeiramente retirada e redireccionada após verificação dos pontos de referência. Só deve injetar todo o conteúdo do cartucho dentário depois de estabelecer a colocação correcta da agulha (por exemplo, contacto com o osso). Depois de o operador retirar a agulha, o doente deve manter a boca aberta durante 20 a 30 segundos para permitir o banho adequado do tronco nervoso que foi endireitado pela abertura da boca. Devido ao grande diâmetro do tronco nervoso e à distância do local de injeção (cerca de 1 cm), o início da anestesia ocorrerá em 5 a 7 minutos. Um padrão ondulatório de anestesia inicia-se no ramo e progride progressivamente para a frente, incluindo os molares, pré-molares e dentes anteriores em sequência.[]95

Sintomas:

- Formigueiro e dormência nas áreas inervadas pelo nervo mandibular e suas subdivisões, bem como pela ausência de dor à instrumentação.

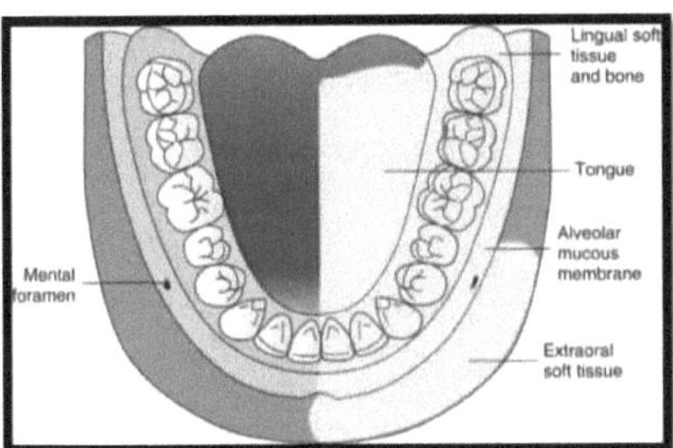

Fig. 46 Técnica de Gow Gates

Falhas de anestesia:

• Raro com o bloqueio mandibular de Gow-Gates quando o administrador se familiarizar com a técnica.

• Volume demasiado pequeno. O maior diâmetro do nervo mandibular pode exigir um maior volume de solução anestésica. Deposite até 1,2 ml numa segunda injeção se a profundidade da anestesia for inadequada após os 1,8 ml iniciais.

• Dificuldades anatómicas. Não deposite anestésico se não houver contacto com o osso.

Complicações:

• Hematoma (<2% de incidência de aspiração positiva)

• Trismo (extremamente raro)

• Paralisia temporária dos nervos cranianos III, IV e VI.

O bloqueio de Gow-Gates do nervo mandibular ganhou popularidade como alternativa ao bloqueio alveolar inferior convencional. A sua principal vantagem reside na capacidade de produzir anestesia de toda a distribuição do nervo mandibular com uma única penetração de agulha. [96-98]

BLOQUEIO DO NERVO ALVEOLAR INFERIOR

O bloqueio do nervo alveolar inferior (BNAI), comummente (mas incorretamente) referido como bloqueio do nervo mandibular, é a segunda técnica de injeção mais utilizada (depois da infiltração) e possivelmente a mais importante em medicina dentária. Infelizmente, também se revela a mais frustrante, com a maior percentagem de falhas clínicas, mesmo quando administrada corretamente.

Outros nomes comuns: Bloqueio mandibular.

Nervos anestesiados: Alveolar inferior, um ramo da divisão posterior da divisão mandibular do nervo trigémeo (V3), incisivo, mental, lingual (comummente).

Áreas anestesiadas: Dentes mandibulares até à linha média, corpo da mandíbula, porção inferior do ramo, mucoperiósteo bucal, membrana mucosa anterior ao forame mental (nervo mental), dois terços anteriores da língua e pavimento da cavidade oral (nervo lingual), tecidos moles linguais e periósteo (nervo lingual).

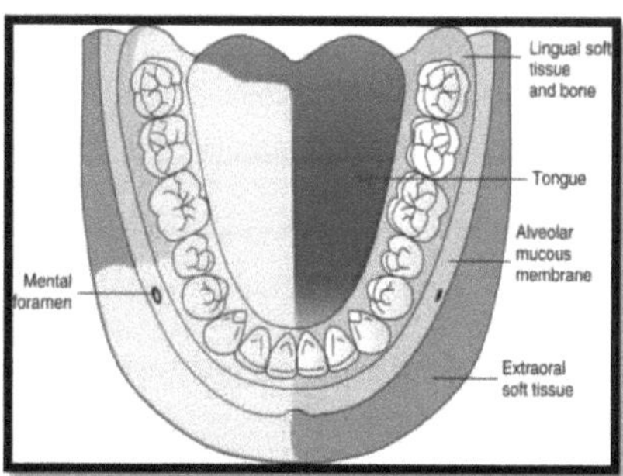

Fig. 47 Técnica IANB

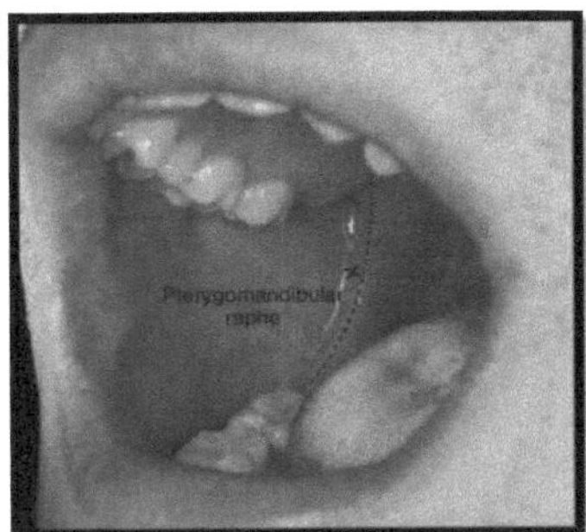

Fig. 48 Rábano pterigomandibular na técnica IANB,
Malamed, SF, Yagiela, J: Anestésicos locais.

Área de inserção: Membrana mucosa no lado medial (lingual) do ramo mandibular, na intersecção de duas linhas - uma horizontal, representando a altura da inserção da agulha, e outra vertical, representando o plano anteroposterior da injeção

Área alvo: Nervo alveolar inferior quando passa para baixo em direção ao forame mandibular, mas antes de entrar no forame. ɪ]^[98,99]

Pontos de referência: Entalhe coronoide (maior concavidade na borda anterior do ramo), rafe pterigomandibular (porção vertical), plano oclusal dos dentes posteriores da mandíbula

Orientação do bisel da agulha: Menos crítica do que noutros bloqueios nervosos, porque a agulha se aproxima do nervo alveolar inferior aproximadamente num ângulo reto. [99]

Indicações:

- Procedimentos em vários dentes mandibulares num quadrante
- Quando é necessária a anestesia dos tecidos moles bucais (anterior ao forame mental)
- Quando é necessária uma anestesia lingual dos tecidos moles

Contra-indicações:

- Infeção ou inflamação aguda na zona da injeção (raro)

• Pacientes que têm maior probabilidade de morder o lábio ou a língua, por exemplo, uma criança muito pequena ou um adulto ou criança com deficiência física ou mental.

Vantagens:

• Uma injeção proporciona uma ampla área de anestesia (útil para a dentisteria de quadrantes).

Desvantagens:

• Ampla área de anestesia (não indicada para procedimentos localizados)
• Taxa de anestesia inadequada (31% a 81%)
• Os pontos de referência intra-orais não são consistentemente fiáveis
• Aspiração positiva (10% a 15%, a mais elevada de todas as técnicas de injeção intra-oral)
• Anestesia lingual e do lábio inferior, desconfortável para muitos pacientes e possivelmente perigosa (trauma auto-infligido nos tecidos moles) para certos indivíduos.

Procedimento:

Para um IANB direito, um administrador destro deve sentar-se na posição das 8 horas, de frente para o doente. Para um IANB esquerdo, um administrador destro deve sentar-se na posição das 10 horas, virado na mesma direção que o doente. Posicione o doente em posição supina (recomendado) ou semi-supina (se necessário). A boca deve estar bem aberta para permitir uma maior visibilidade e acesso ao local da injeção. Coloque o dedo indicador ou o polegar da sua mão esquerda na incisura coronoide. Uma linha imaginária estende-se posteriormente desde a ponta do dedo no entalhe coronoide até à parte mais profunda da rafe pterigomandibular, rodando verticalmente para cima. Esta linha imaginária deve ser paralela ao plano oclusal dos dentes molares inferiores. Na maioria dos doentes, esta linha situa-se 6 a 10 mm acima do plano oclusal. O dedo na incisura coronoide é utilizado para puxar os tecidos lateralmente, esticando-os sobre o local da injeção, tornando-os tensos e permitindo que a inserção da agulha seja menos traumática, ao mesmo tempo que proporciona uma melhor visibilidade. Seque-o com gaze esterilizada. Aplique um antissético tópico (opcional), coloque o corpo da seringa no canto da boca do lado contralateral. Introduza a agulha. Quando o osso entrar em contacto, retire cerca de 1 mm para evitar a injeção subperiosteal. Aspire em dois planos. Se negativo, deposite lentamente 1,5 ml de anestésico durante um mínimo de 60 segundos. Retire lentamente a seringa e, quando cerca de metade do seu comprimento permanecer nos tecidos, volte a aspirar. Se negativo, deposite uma porção da solução restante (0,2 ml) para anestesiar o nervo lingual. Retire a seringa lentamente e coloque a agulha em segurança.

Em crianças com menos de 5 anos de idade, o forame mandibular está cerca de 0,5 cm abaixo do plano oclusal, enquanto que acima dos 6 anos está acima do plano oclusal, uma vez que o forame está acima do nível de oclusão. [^][100102]
Por conseguinte, a injeção deve ser feita ligeiramente mais baixa e posterior em comparação com o doente adulto.

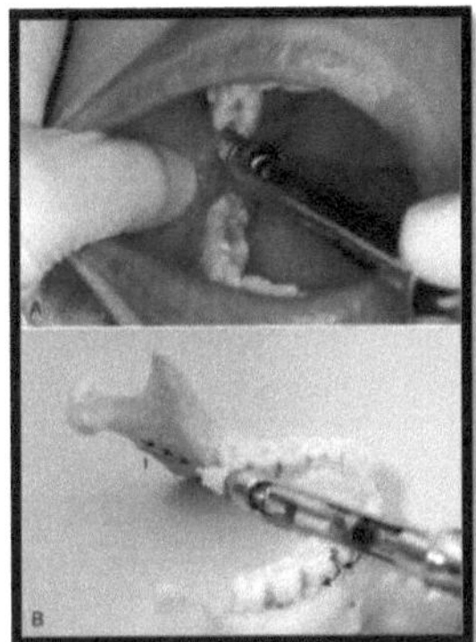

Fig. 49 Técnica IANB, Malamed, SF, Yagiela, J: Anestésicos locais.

Sintomas:

- Subjetivo:

a. O formigueiro ou dormência do lábio inferior indica anestesia do nervo mental, um ramo terminal do nervo alveolar inferior. Esta é uma boa indicação de que o nervo alveolar inferior está anestesiado, embora não seja um indicador fiável da profundidade da anestesia.

b. O formigueiro ou dormência da língua indica anestesia do nervo lingual, um ramo da divisão posterior de V3. Geralmente acompanha a IANB, mas pode estar presente sem anestesia do nervo alveolar inferior. [0][102,13]

- Objetivo:

a. A utilização de um aparelho de despolpação eléctrica (EPT) e a ausência de resposta ao débito máximo (80/80) em dois testes consecutivos com um intervalo de, pelo menos, 2 minutos constitui uma "garantia" de anestesia pulpar bem sucedida em dentes não pulpares.

b. Não sente dor durante a terapia dentária.

Falhas de anestesia:

• Deposição de anestésico demasiado baixa (abaixo do forame mandibular). Reinjecte num local mais alto (cerca de 5 a 10 mm acima do local anterior).

• Deposição do anestésico demasiado anterior (lateralmente) no ramo. Isto é diagnosticado pela falta de anestesia, exceto no local da injeção, e pela profundidade mínima de penetração da agulha antes do contacto com o osso (por exemplo, a agulha [longa] está normalmente a menos de metade do tecido). Para corrigir, redireccione a ponta da agulha para posterior. [103]

Complicações:

• Hematoma (raro)
• Paralisia facial transitória
• Trismo

<u>**Bloqueio do nervo bucal**</u>

O nervo vestibular é um ramo da divisão anterior do V3 e, consequentemente, não é anestesiado durante o BNAI. O nervo bucal fornece inervação sensorial apenas aos tecidos moles bucais adjacentes aos molares inferiores.

É comum que o bloqueio do nervo bucal seja administrado por rotina após o BNAI, mesmo quando não é necessária a anestesia bucal dos tecidos moles na região dos molares. Não há absolutamente nenhuma indicação para esta injeção em tal situação. O bloqueio do nervo bucal, geralmente referido como *bloqueio do nervo bucal longo,* tem uma taxa de sucesso próxima de 100%. A razão para este facto é que o nervo bucal é facilmente acessível ao anestésico local, uma vez que se encontra imediatamente por baixo da membrana mucosa e não enterrado no osso.

Outros nomes comuns: Bloqueio do nervo bucal longo, bloqueio do nervo bucinador.

Nervo anestesiado: Nervo bucal.

Área anestesiada: Tecidos moles e periósteo bucal dos dentes molares inferiores.

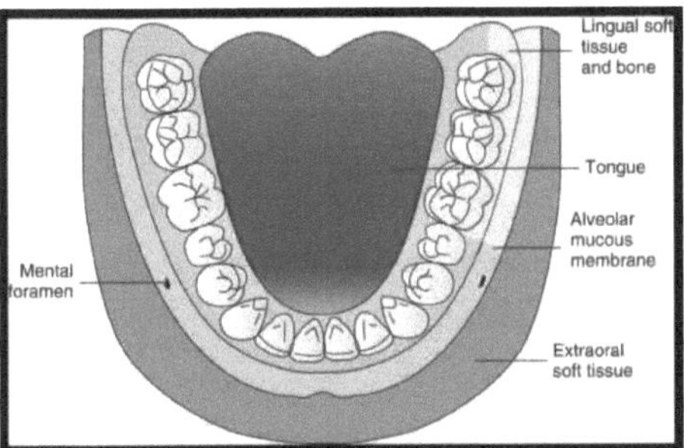

Fig. 50 Técnica de bloqueio do nervo bucal, Malamed, SF, Yagiela, J: Local anesthetics.

Zona de inserção: Membrana mucosa distal e bucal ao dente molar mais distal da arcada.

Área-alvo: Nervo bucal à medida que passa sobre a borda anterior do ramo

Pontos de referência: Molares mandibulares, prega mucobucal.

Orientação do bisel: Em direção ao osso durante a injeção

Indicação:

- Quando a anestesia dos tecidos moles bucais é necessária para procedimentos dentários no

região molar mandibular.

Contraindicação :

• Infeção ou inflamação aguda na zona da injeção.

Vantagens:

• Elevada taxa de sucesso

• Tecnicamente fácil

Desvantagens:

• Possibilidade de dor se a agulha entrar em contacto com o periósteo durante a injeção.

Procedimento:

Para um bloqueio do nervo bucal direito, um operador destro deve sentar-se na posição das 8 horas, virado diretamente para o doente. Para um bloqueio do nervo bucal esquerdo, um operador destro deve sentar-se na posição das 10 horas, virado na mesma direção que o doente. Posicione o doente em posição supina (recomendado) ou semi-supina. Seque com gaze esterilizada. Aplique um antissético tópico. Aplique anestésico tópico durante 1 a 2 minutos. Com o dedo indicador esquerdo (se for destro), puxe lateralmente os tecidos moles bucais na área de injeção, de modo a melhorar a visibilidade. Os tecidos tensos permitem uma penetração atraumática da agulha. Dirija a seringa para o local de injeção com o bisel virado para baixo, em direção ao osso, e a seringa alinhada paralelamente ao plano oclusal no lado da injeção, mas por vestibular em relação aos dentes. Penetre a membrana mucosa no local de injeção, distal e bucal ao último molar. Avance a agulha lentamente até que o mucoperiósteo seja suavemente contactado. [102]

Para evitar a dor quando a agulha entra em contacto com o mucoperiósteo, deposite algumas gotas de anestésico local imediatamente antes do contacto. A profundidade de penetração raramente é superior a 2 a 4 mm, e normalmente é de apenas 1 ou 2 mm. Aspire. Se negativo, deposite lentamente 0,3 ml (aproximadamente um oitavo de um cartucho) durante 10 segundos. Se o tecido no local de injeção balonar (ficar inchado durante a injeção), pare de depositar a solução. Se a solução escorrer para fora do local de injeção (para a boca do doente) durante a deposição, pare a injeção, faça avançar a ponta da agulha mais profundamente no tecido. Volte a aspirar e continue a injeção. Retire a seringa lentamente e coloque imediatamente a agulha em segurança. [,0][10213]

Sintomas:

- Devido à localização e ao pequeno tamanho da área anestesiada, o doente raramente sente quaisquer sintomas subjectivos.

- Objetivo: A instrumentação na área anestesiada sem dor indica um controlo satisfatório da dor.

Falhas de Anestesia:

- Raro com o bloqueio do nervo bucal, principalmente devido a um volume inadequado de anestésico retido nos tecidos.

Complicações:

- Poucos de importância

- Hematoma. O sangue pode sair do ponto de punção da agulha para o vestíbulo bucal. pressione com gaze diretamente na área da hemorragia durante um mínimo de 3 a 5 minutos.[104]

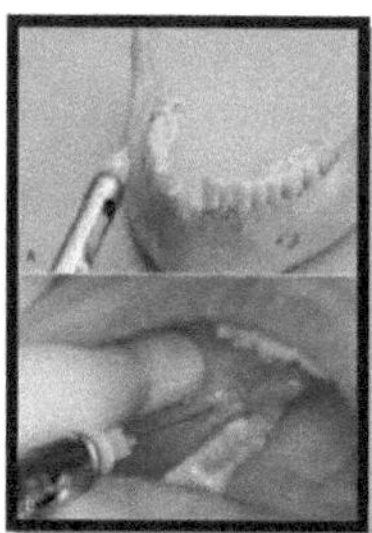

Fig. 51 Técnica de bloqueio do nervo bucal,
Malamed, SF, Yagiela, J: Anestésicos locais.

Bloqueio do nervo mental

O nervo mental é um ramo terminal do nervo alveolar inferior. Saindo do forame mental nos ápices dos pré-molares inferiores ou próximo deles, fornece inervação sensorial aos tecidos moles vestibulares anteriores ao forame e aos tecidos moles do lábio inferior e do queixo no lado da injeção. É utilizado principalmente para procedimentos nos tecidos moles vestibulares, como a sutura de lacerações ou biópsias. A sua taxa de sucesso aproxima-se dos 100% devido à facilidade de acesso ao nervo. [10 5]

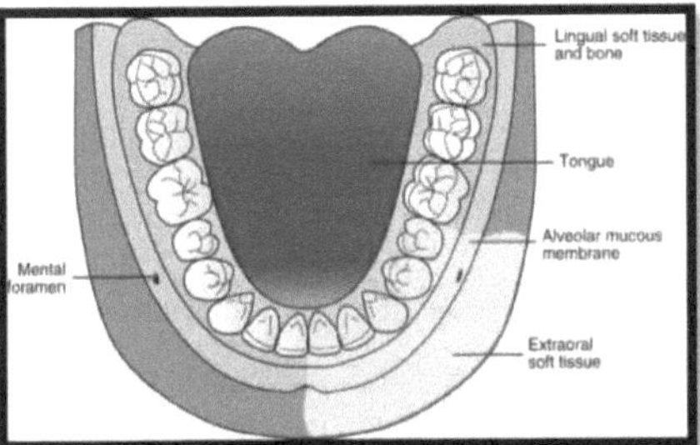

Fig. 52 Técnica de bloqueio do nervo mental, Malamed, SF, Yagiela, J: Anestésicos locais.

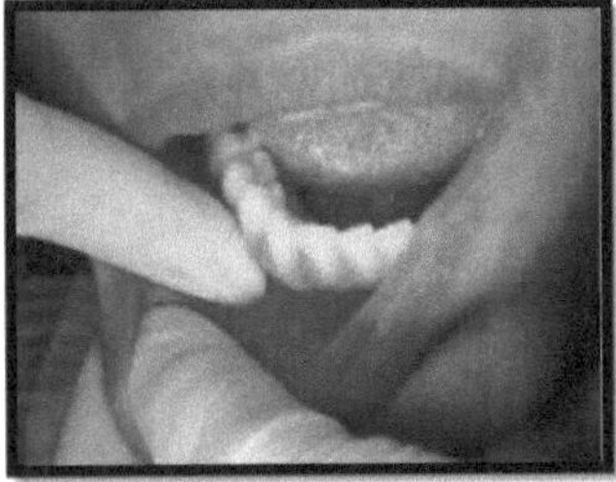

Fig. 53 Técnica de bloqueio do nervo mental, Malamed, SF, Yagiela, J: Anestésicos locais.

Área de inserção: Prega mucobucal no forame mental ou imediatamente anterior a ele

Zona anestesiada: Forame mentoniano, através do qual sai o nervo mentoniano e no interior do qual se encontra o nervo incisivo

Pontos de referência: Pré-molares mandibulares e prega mucobucal

Orientação do bisel: Em direção ao osso durante a injeção

Indicação:

• Quando é necessária anestesia dos tecidos moles bucais para procedimentos na mandíbula anteriores ao forame mental, tais como biopsias de tecidos moles.

Contraindicação:

• Infeção ou inflamação aguda na zona da injeção.

Vantagens:

• Fornece anestesia pulpar e dos tecidos duros sem anestesia lingual (que é desconfortável e desnecessária para muitos pacientes); útil em vez de BNAI bilateral

Desvantagens:

• Não fornece anestesia lingual
• A anestesia parcial pode desenvolver-se na linha média devido à sobreposição de fibras nervosas com o lado oposto (extremamente raro).

Procedimento:

Para um bloqueio do nervo incisivo direito ou esquerdo e um administrador dextro, sente-se confortavelmente à frente do doente para que a seringa possa ser colocada na boca abaixo da linha de visão do doente.[10 6]

Recomenda-se que posicione o doente em posição supina, mas a posição semi-supina é aceitável. Coloque o polegar ou o indicador na prega mucobucal contra o corpo da mandíbula na área do primeiro molar. Mova-o lentamente para a frente até sentir que o osso se torna irregular e algo côncavo.

O osso posterior e anterior ao forame mental é macio; no entanto, o osso imediatamente à volta do forame é mais áspero ao toque. Seque com uma gaze esterilizada e aplique um antissético tópico. Aplique anestésico tópico durante pelo menos 1 minuto. Com o seu dedo indicador esquerdo, puxe lateralmente o lábio inferior e o tecido mole bucal, o que resulta numa melhor visibilidade e os tecidos tensos permitem uma penetração atraumática. Oriente a seringa com o bisel na direção do osso.

Penetre a membrana mucosa no canino ou no primeiro pré-molar, direccionando a agulha para o forame mental. Avance a agulha lentamente até atingir o forame mental. A profundidade de penetração é de 5 a 6 mm. Não é necessário penetrar no forame mental para que o bloqueio do nervo incisivo seja bem sucedido. Aspire em dois planos. Se negativo, deposite lentamente 0,6 ml (aproximadamente um terço de um cartucho) durante 20 segundos.

Durante a injeção, mantenha uma pressão suave dos dedos diretamente sobre o local da injeção para aumentar o volume de solução que entra no forame mental. Isto pode ser conseguido com pressão intra-oral ou extra-oral. Os tecidos no local da injeção devem inchar, mas muito ligeiramente. Retire a seringa e coloque imediatamente a agulha em segurança. Continue a aplicar pressão no local da injeção durante 2 minutos. Aguarde 3 a 5 minutos antes de iniciar o procedimento dentário.[]106

Sintomas:
- Subjetivo: Formigueiro ou dormência do lábio inferior
- Objetivo: A utilização de um aparelho de despolpação eléctrica (EPT) e a ausência de resposta ao débito máximo (80/80) em dois testes consecutivos com um intervalo de pelo menos 2 minutos é uma "garantia" de anestesia pulpar bem sucedida em dentes não pulpares.

Precaução:

Normalmente, uma injeção atraumática, a menos que a agulha entre em contacto com o periósteo ou que a solução seja depositada muito rapidamente.

Falhas de anestesia:
- Volume inadequado de solução anestésica no forame mental, com consequente

falta de anestesia pulpar. Para corrigir, reinjecte na região adequada e aplique pressão no local da injeção. Duração inadequada da pressão após a injeção. É necessário aplicar uma pressão firme sobre o local de injeção durante um mínimo de 2 minutos para forçar a entrada do anestésico local no forame mental e anestesiar o segundo pré-molar, que pode estar distal ao forame. A incapacidade de anestesiar o segundo pré-molar é geralmente causada por uma aplicação inadequada de pressão após a injeção. [,[10610]7]

Complicações:

- Hematoma. O sangue pode sair do local da punção com agulha para a prega bucal. Aplique pressão com uma gaze diretamente na área durante 2 minutos. Isto raramente é um problema porque o protocolo correto de bloqueio do nervo incisivo inclui a aplicação de pressão no local da injeção durante 2 minutos.
- Parestesia do lábio e/ou do queixo. O contacto da agulha com o nervo mental à saída do forame mental pode provocar a sensação de um "choque elétrico" ou vários graus de parestesia. [,][98102]

Bloqueio do nervo incisivo

Outra designação comum Bloqueio do nervo mental (inadequado).

Nervos anestesiados: Mental e incisivo.

Áreas anestesiadas: Membrana mucosa bucal anterior ao forame mental, geralmente do segundo pré-molar até à linha média, lábio inferior e pele do queixo, fibras nervosas pulpares dos pré-molares, caninos e incisivos.

Área de inserção: Prega mucobucal no forame mental ou imediatamente anterior a este **Área-alvo:** Forame mentoniano, através do qual sai o nervo mentoniano e no interior do qual se situa o nervo incisivo

Pontos de referência: Pré-molares mandibulares e prega mucobucal

Orientação do bisel: Em direção ao osso durante a injeção

Indicações:

- Procedimentos dentários que requerem anestesia pulpar em dentes mandibulares anteriores ao forame mental

- Quando a IANB não está indicada.

Contraindicação:

- Infeção ou inflamação aguda na zona da injeção.

Vantagens:

- Fornece anestesia pulpar e dos tecidos duros sem anestesia lingual (que é desconfortável e desnecessária para muitos pacientes); útil em vez de BNAI bilateral

- Elevada taxa de sucesso

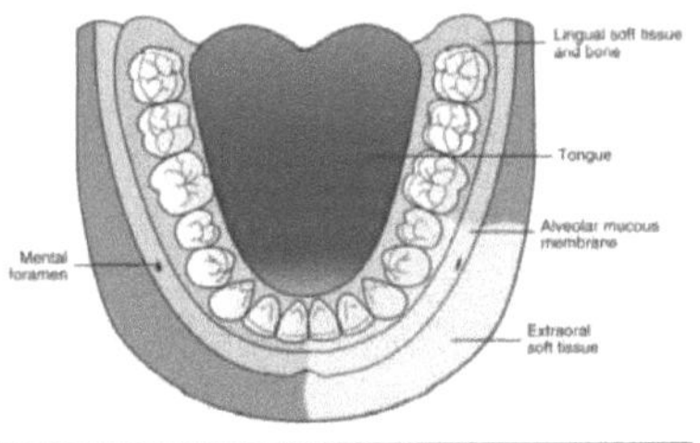

Fig. 54 Técnica de bloqueio do nervo incisivo,
Malamed, SF, Yagiela, J: Anestésicos locais.

Procedimento:

Para um bloqueio do nervo incisivo direito ou esquerdo e um administrador dextro, sente-se confortavelmente em frente do doente, de modo a que a seringa possa ser colocada na boca abaixo da linha de visão do doente. Recomenda-se a posição supina do doente, mas a posição semi-supina é aceitável. Coloque o polegar ou o indicador na prega mucobucal contra o corpo da mandíbula na zona do primeiro molar. Seque com uma gaze esterilizada. Aplique anestésico tópico durante pelo menos 1 minuto. Com o seu dedo indicador esquerdo, puxe lateralmente o lábio inferior e o tecido mole bucal. Oriente a seringa com o bisel na direção do osso. Penetre a membrana mucosa no canino ou no primeiro pré-molar, direccionando a agulha para o forame mental. Avance a agulha lentamente até atingir o forame mental. A profundidade de penetração é de 5 a 6 mm. Não é necessário penetrar no forame mental para que o bloqueio do nervo incisivo seja bem sucedido. Aspire em dois planos. Se negativo, deposite lentamente 0,6 ml durante 20 segundos. Retire a seringa e coloque imediatamente a agulha em segurança. Continue a aplicar pressão no local da injeção durante 2 minutos. Aguarde 3 a 5 minutos antes de iniciar o procedimento dentário. [106]

Sinais e sintomas:

* Subjetivo: Formigueiro ou dormência do lábio inferior

* Objetivo: A utilização de um aparelho de despolpação eléctrica (EPT) e a ausência de resposta ao débito máximo (80/80) em dois testes consecutivos com um intervalo de pelo menos 2 minutos é uma "garantia" de anestesia pulpar bem sucedida em dentes não pulpares.

Falhas de anestesia:

* Volume inadequado de solução anestésica no forame mentoniano, com consequente falta de anestesia pulpar.

Complicações:

* Hematoma

* Parestesia do lábio e/ou do queixo.

COMPLICAÇÕES

A administração de anestésicos locais está associada a uma série de potenciais complicações. As complicações podem ser divididas em complicações locais e complicações sistémicas. [98]

Complicações locais

- Quebra da agulha

- Anestesia prolongada ou parestesia

- Paralisia do nervo facial

- Trismo

- Lesões dos tecidos moles

Quebra de agulha

Desde a introdução de agulhas de anestesia local dentária de aço inoxidável não reutilizáveis, a quebra da agulha tornou-se uma complicação extremamente rara das injecções de anestesia local dentária.

É muito provável que as agulhas dentárias compridas se partam durante a injeção. No entanto, como é improvável que a agulha longa tenha sido inserida em todo o seu comprimento (aproximadamente 32 mm) no tecido mole, uma parte da agulha permaneceria visível na boca do paciente. A recuperação do fragmento com uma pinça hemostática é facilmente efectuada.

Gestão

O tratamento da agulha dentária partida implica o encaminhamento imediato do doente para um especialista adequado. O tratamento convencional envolve a localização do fragmento retido através de um exame panorâmico e de uma tomografia computorizada (TC). Recentemente, a tomografia computorizada tridimensional tem sido recomendada para identificar a localização do fragmento de agulha retido. Um cirurgião no bloco operatório remove então o fragmento de agulha retido enquanto o doente está sob anestesia geral. [106,107]

<u>**Anestesia prolongada ou parestesia**</u>

Por vezes, um doente refere sentir-se dormente ou congelado muitas horas ou dias após uma injeção de anestésico local. A distribuição normal da resposta dos doentes aos fármacos permite que um indivíduo raro possa sentir uma anestesia prolongada dos tecidos moles após a administração de um anestésico local, que persiste durante muitas horas mais do que o esperado.

Quando a anestesia persiste durante dias, semanas ou meses, o potencial para o desenvolvimento de problemas aumenta. A parestesia ou anestesia persistente é uma complicação perturbadora, mas muitas vezes não evitável, da administração de anestésicos locais. É uma das causas mais frequentes de litígio por negligência dentária. A resposta clínica de um doente a esta situação pode ser profusa e variada, incluindo sensações de dormência, inchaço, formigueiro e comichão. Pode ser observada uma disfunção oral associada, incluindo mordedura da língua, baba, perda do paladar e impedimento da fala. [104-107]

A parestesia é definida como anestesia persistente (anestesia muito para além da duração prevista) ou alteração da sensação muito para além da duração prevista da anestesia.

<u>**Causas:**</u>

O traumatismo de qualquer nervo pode provocar parestesia. Não é uma complicação invulgar dos procedimentos cirúrgicos orais e dos implantes dentários mandibulares. Numa auditoria a 741 extracções de terceiros molares inferiores, **Bataineh** verificou que a parestesia do nervo alveolar inferior foi de 3,9%, desenvolvendo-se em 9,8% dos pacientes com menos de 20 anos de idade.()[99]

A injeção de uma solução anestésica local contaminada com álcool ou solução esterilizante perto de um nervo produz irritação, resultando em edema e aumento da pressão na região do nervo, levando a parestesia. Estes contaminantes, especialmente o álcool, são neurolíticos e podem produzir traumas a longo prazo no nervo (parestesia que dura meses a anos). O traumatismo da bainha do nervo pode ser produzido pela agulha durante a injeção. Muitos doentes referem a sensação de um "choque elétrico" em toda a distribuição do nervo envolvido. Embora seja extremamente difícil (e altamente improvável) cortar realmente um tronco nervoso ou mesmo as suas fibras com as pequenas agulhas utilizadas em medicina dentária, o traumatismo de um nervo produzido pelo contacto com a agulha é tudo o que pode ser necessário para produzir parestesia. A inserção de uma agulha num forame, como no bloqueio do nervo da segunda divisão (maxilar) através do forame palatino maior, também aumenta a probabilidade de lesão do nervo.

Em **2006, Hillerup e Jensen**, na Dinamarca, ao analisarem os pedidos de indemnização de seguros, sugeriram que a articaína não deveria ser utilizada no bloqueio do nervo alveolar inferior porque, na sua opinião, tinha uma maior propensão para a parestesia.[ ][100]

Gestão:

Na maioria das situações, a parestesia é mínima, mantendo o doente a maior parte da função sensorial da área afetada. Por conseguinte, o risco de lesão tecidular auto-infligida é mínimo.

Garisto e colaboradores,([101]) ao analisarem 248 relatos de parestesia, obtiveram dados sobre a resolução em 108 casos. O período de resolução variou de apenas 1 dia a 736 dias.

Paralisia do nervo facial:

O sétimo nervo craniano leva impulsos motores para os músculos da expressão facial, do couro cabeludo e do ouvido externo, e de outras estruturas. A paralisia de alguns dos seus ramos terminais ocorre sempre que se administra um bloqueio do nervo infra-orbital ou quando se infiltram os caninos superiores. A queda muscular também é observada quando, ocasionalmente, as fibras motoras são anestesiadas pela deposição inadvertida de anestésico local nas suas proximidades.

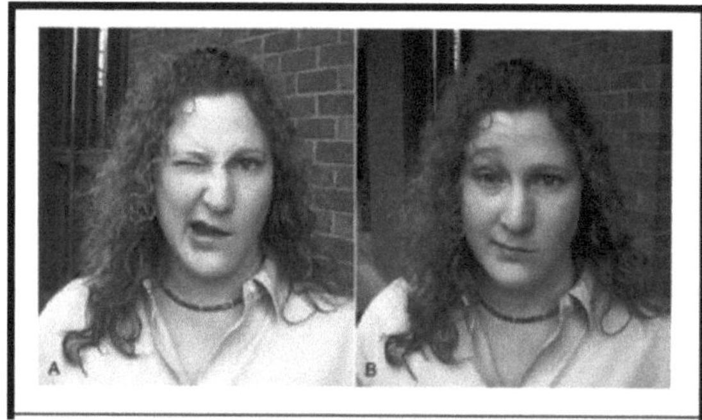

Fig. 55 Paralisia do nervo facial, Malamed, SF, Yagiela, J: Anestésicos locais.

<u>**Gestão:**</u>

Tranquilize o doente. Explique que a situação é transitória, durará algumas horas e resolver-se-á sem efeitos residuais. Refira que é produzida pela ação normal dos fármacos anestésicos locais no nervo facial, que é um nervo motor para os músculos da expressão facial.

As lentes de contacto devem ser retiradas até que o movimento muscular regresse.

Deve ser aplicado um penso ocular no olho afetado até que o tónus muscular regresse. Se o doente oferecer resistência, aconselhe-o a fechar manualmente a pálpebra afetada periodicamente para manter a córnea lubrificada. [100]

<u>**Trismo**</u>

O trismo, do grego trismus, é definido como um espasmo prolongado e tetânico dos músculos da mandíbula, pelo qual a abertura normal da boca é restringida (mandíbula bloqueada). Esta designação foi originalmente utilizada apenas no tétano, mas como a incapacidade de abrir a boca pode ser observada numa variedade de outras condições, o termo é atualmente utilizado na restrição do movimento da mandíbula, independentemente da causa. [10][8]

<u>**Causas**</u>

O traumatismo dos músculos ou dos vasos sanguíneos da fossa infratemporal é o fator causal mais comum do trismo associado à injeção dentária de anestésicos locais.

A hemorragia é outra causa de trismo. Grandes volumes de sangue extravascular podem produzir irritação dos tecidos, levando à disfunção muscular à medida que o sangue é lentamente reabsorvido (ao longo de aproximadamente 2 semanas).

Uma infeção de baixo grau após uma injeção também pode causar trismo

<u>Gestão</u>

Com dor e disfunção ligeiras, o doente refere uma dificuldade mínima em abrir a boca. Marque uma consulta para exame. Entretanto, prescreva uma terapia de calor, lavagens com soro fisiológico quente, analgésicos e, se necessário, relaxantes musculares para gerir a fase inicial do espasmo muscular. A terapia de calor consiste na aplicação de toalhas quentes e húmidas na zona afetada durante cerca de 20 minutos de hora a hora. Para uma lavagem com soro fisiológico quente, adiciona-se uma colher de chá de sal a um copo de água morna; a lavagem é mantida na boca do lado afetado (e cuspida) para ajudar a aliviar o desconforto do trismo.

[107]

<u>Lesões dos tecidos moles</u>

Os traumatismos auto-infligidos nos lábios e na língua são frequentemente causados pelo facto de os doentes pediátricos morderem ou mastigarem inadvertidamente estes tecidos enquanto estão anestesiados.

O tratamento do doente com lesão dos tecidos moles auto-infligida secundária à mordedura ou mastigação dos lábios ou da língua é sintomático:

1 Analgésicos para as dores, se necessário.

2 Antibióticos, se necessário, na situação improvável de resultar numa infeção.

3 Lavagens com soro fisiológico morno para ajudar a diminuir qualquer inchaço que possa estar presente.

4 Vaselina ou outro lubrificante para cobrir uma lesão labial e minimizar a irritação.

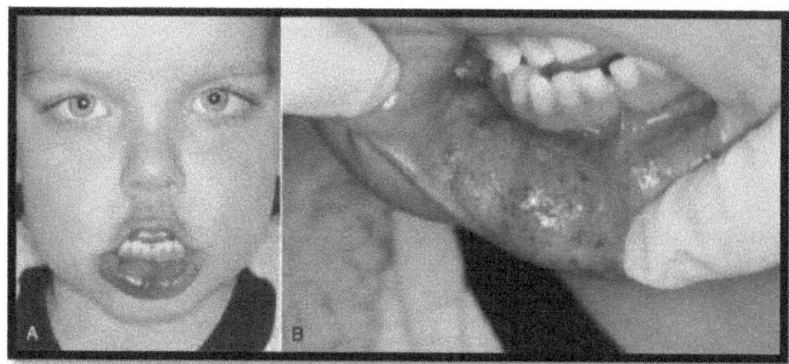
Fig. 56 Lesão auto-infligida, Malamed, SF, Yagiela, J: Anestésicos locais

<u>**Hematoma**</u>

A efusão de sangue em espaços extravasculares pode ser causada pela perfuração inadvertida de um vaso sanguíneo (artéria ou veia) durante a administração de um anestésico local. Um hematoma que se desenvolva após a picada de uma artéria geralmente aumenta rapidamente de tamanho até que o tratamento seja instituído, devido à pressão significativamente maior do sangue dentro de uma artéria. O corte de uma veia pode ou não resultar na formação de um hematoma. [105]

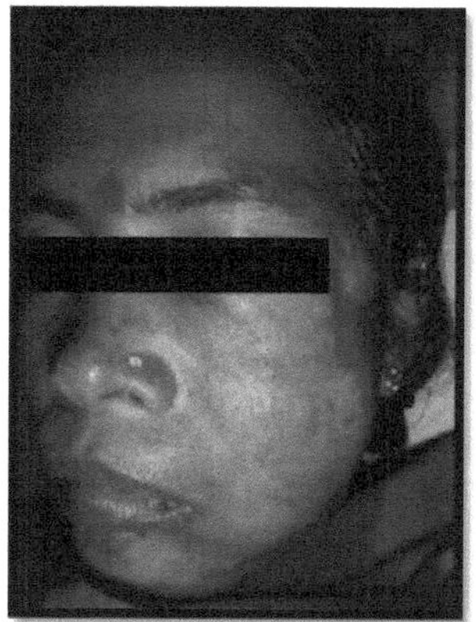
Fig. 57 Hematoma

Gestão

Quando o inchaço se torna evidente durante ou imediatamente após uma injeção de anestésico local, deve ser aplicada pressão direta no local da hemorragia. Na maioria das injecções, o vaso sanguíneo está localizado entre a superfície da membrana mucosa e o osso; deve ser aplicada uma pressão localizada durante pelo menos 2 minutos. Isto pára eficazmente a hemorragia.

Complicações sistémicas

Sempre que um medicamento é administrado, podem ser observados dois tipos de acções:

(1) acções desejáveis, que são clinicamente procuradas e geralmente benéficas; e

(2) acções indesejáveis, que são adicionais e não são procuradas.

Overdose

A reação de sobredosagem de um medicamento é definida como os sinais e sintomas clínicos que resultam de um nível sanguíneo demasiado elevado de um medicamento em vários órgãos e tecidos-alvo.

Para que ocorra uma sobredosagem, o fármaco tem primeiro de entrar na circulação do corpo. Normalmente, existe um equilíbrio entre a absorção constante do agente anestésico local a partir do seu local de ação e a remoção constante do fármaco à medida que este é redistribuído e biotransformado. Nesta situação, raramente ocorrem níveis demasiado elevados de fármaco no sangue e nos órgãos-alvo. No caso de este estado estacionário ser alterado, ocorre um aumento rápido ou gradual dos níveis de fármaco no sangue, levando a reacções de sobredosagem. **Speca J. et al** afirmaram que a sobredosagem.

As reacções são as mais comuns de todas as verdadeiras reacções adversas a medicamentos, representando até 99% em algumas estimativas ([102]).

Fator predisponente

A sobredosagem de anestesia local está relacionada com o aumento dos níveis sanguíneos do fármaco nos tecidos. É influenciada por muitos factores. A presença de um ou mais factores predispõe os doentes para reacções de sobredosagem.

Os seguintes factores funcionam como factores predisponentes para reacções de sobredosagem de anestésicos locais. [10 6]

Patient factor	Drug factor
Age	Vasoactivity
Weight	Concentration
Other drugs	Dose
Sex	Route of administration
Presence of disease	Rate of injection
Genetics	Vascularity of the injection site
Mental attitude and environment	Presence of vasoconstrictors

<u>Idade.</u>

As pessoas de ambos os extremos de idade são mais propensas a reacções de sobredosagem.

As funções fisiológicas não estão completamente desenvolvidas em idades mais jovens, enquanto que estão diminuídas ou comprometidas em idades mais avançadas, alterando assim o estado estável. Isto pode levar a uma reação de sobredosagem.

<u>Peso.</u>

As pessoas com mais peso podem tolerar mais droga antes de esta causar uma reação de sobredosagem.

<u>Outros medicamentos.</u>

O bloqueador de histamina H2 cimetidina retarda a biotransformação da lidocaína, levando a níveis elevados do anestésico local no medicamento.

<u>Sexo.</u>

O limiar de convulsão do anestésico local para o feto e o recém-nascido é muito mais elevado do que para a mulher, o que sugere uma eliminação eficaz do anestésico local pela placenta.

<u>Presença de doença.</u>

A disfunção hepática e renal prejudica a capacidade do organismo para transformar um medicamento num subproduto inativo.

<u>Genética.</u>

A deficiência genética da enzima pseudocolinesterase sérica, se presente, pode alterar a biotransformação dos anestésicos locais de éster. Qualquer deficiência quantitativa ou qualitativa da enzima pode prolongar a meia-vida de um anestésico local éster, aumentando assim os seus níveis sanguíneos e as probabilidades de sobredosagem.

<u>Atitude mental da pessoa e do ambiente.</u>

O doente apreensivo, que reage de forma exagerada a qualquer estímulo, é suscetível de receber uma dose maior de anestésico local, o que o torna mais suscetível a uma reação de sobredosagem.

O stress aumentou significativamente o período de latência para a primeira crise tónico-clónica induzida por doses tóxicas de lidocaína e articaína.

<u>Vasoactividade</u>

Todos os anestésicos locais atualmente utilizados são vasodilatadores. A injeção em tecidos moles aumenta a perfusão na área, levando a um aumento da taxa de absorção do fármaco do local de injeção para o sistema cardiovascular.

Isto leva a uma duração mais curta da anestesia e a um aumento do nível sanguíneo do anestésico local.

<u>Concentração.</u>

Quanto maior for a concentração do medicamento utilizado, maior será a quantidade de la administrada. Deve ser utilizada a concentração mais baixa do fármaco clinicamente eficaz. Se o anestésico local for eficaz em concentrações mais baixas, não devem ser utilizadas concentrações mais elevadas.

<u>Dose.</u>

O volume de anestesia local administrado é diretamente proporcional aos miligramas de AL injectados. Deve ser administrada a dose mais pequena de um determinado fármaco que seja clinicamente eficaz.

<u>Via de administração</u>

Um fator de sobredosagem de anestésicos locais em medicina dentária é a injeção intravascular inadvertida. Podem ser obtidos níveis extremamente elevados de fármaco num curto espaço de tempo, levando a reacções graves de sobredosagem.

<u>Injeção intravascular</u>

A injeção intravascular pode ocorrer com qualquer tipo de injeção intra-oral, mas é mais provável quando é administrado um bloqueio do nervo.

Tanto as injecções intravenosas como as intra-arteriais (IA) podem provocar uma sobredosagem. **Aldrete** demonstrou que uma injeção IA administrada rapidamente pode causar um fluxo sanguíneo retrógrado na artéria à medida que o fármaco anestésico é depositado.([103]) Não devem ocorrer injecções intravasculares de anestésico local na prática habitual da medicina dentária. Com o conhecimento da anatomia do local a ser anestesiado e uma técnica adequada de aspiração antes da deposição da solução anestésica, a sobredosagem resultante da injeção intravascular é minimizada. [10 6]

Tabela. 7 Volume recomendado de AL para injecções intra-orais

Technique	Adult Volume, mL	Pediatric Volume, mL
Infiltration (supraperiosteal)	0.6	0.3
Inferior alveolar	1.5	0.9
Gow-Gates mandibular	1.8	0.9
Mental or incisive	0.6	0.45
Posterior superior alveolar	0.9	0.45
Anterior superior alveolar (infraorbital)	0.9	0.45
Greater (anterior) palatine	0.45	0.2
Nasopalatine	0.2	0.2
Maxillary (second division)	1.8	0.9

Tabela. 8 Manifestações clínicas

Minimal to Moderate Overdose Levels

Signs	Symptoms (progressive with increasing blood levels)
Talkativeness	Lightheadedness and dizziness
Apprehension	Restlessness
Excitability	Nervousness
Slurred speech	Numbness
Generalized stutter, leading to muscular twitching and tremor distal extremities	Sensation of twitching before actual twitching is observed (see "Generalized Stutter" under "Signs")
Euphoria	Metallic taste
Dysarthria	Visual disturbances (inability to focus)
Nystagmus	Auditory disturbances (tinnitus)
Sweating	Drowsiness and disorientation
Vomiting	Loss of consciousness
Failure to follow commands or be reasoned with	
Disorientation	
Loss of response to painful stimuli	
Elevated blood pressure	
Elevated heart rate	
Elevated respiratory rate	

Moderate to High Overdose Levels

Signs

Tonic-clonic seizure activity followed by:

Generalized central nervous system depression

Depressed blood pressure, heart rate, and respiratory rate

DOSAGENS DE ANESTÉSICOS LOCAIS

As doses dos fármacos anestésicos locais são apresentadas em termos de miligramas de fármaco por unidade de peso corporal - miligramas por quilograma (mg/kg) ou miligramas por libra (mg/lb). Estes números reflectem valores estimados, uma vez que existe uma grande variação na resposta dos doentes aos níveis sanguíneos dos anestésicos locais. As alterações da função hepática, a ligação às proteínas plasmáticas, o volume sanguíneo e outras funções fisiológicas importantes influenciam a forma como os anestésicos locais são distribuídos e biotransformados no organismo. A dose máxima recomendada calculada deve ser sempre reduzida em pessoas medicamente comprometidas, debilitadas ou idosas.[10 4]

Table. 9 Maximum recommended dosages (MRDs) of local anaesthetic			
	MANUFACTURER'S AND FDA (MRD)		
Local Anesthetic	mg/kg	mg/lb	MRD, mg
Articaine			
With vasoconstrictor	7.0	3.2	None listed
Bupivacaine			
With vasoconstrictor	None listed	None listed	90
With vasoconstrictor (Canada)	2.0	0.9	90
Lidocaine			
With vasoconstrictor	7.0	3.2	500
Mepivacaine			
No vasoconstrictor	6.6	3.0	400
With vasoconstrictor	6.6	3.0	400
Prilocaine			
No vasoconstrictor	8.0	3.6	600
With vasoconstrictor	8.0	3.6	600
MRD, Maximum recommended dose.			

Table. 10 Amount of LA per cartridge

Local Anesthetic	CALCULATION OF MILLIGRAMS OF LOCAL ANESTHETIC PER DENTAL CARTRIDGE (1.8 mL CARTRIDGE)		
	Percent Concentration	mg/mL	× 1.8 mL = mg/Cartridge
Articaine	4	40	72*
Bupivacaine	0.5	5	9
Lidocaine	2	20	36
Mepivacaine	2	20	36
	3	30	54
Prilocaine	4	40	72

Para calcular a dose máxima recomendada, multiplique o peso corporal do doente pela dose de medicamento por kg ou por lb. Para determinar o número de cartuchos que podem ser utilizados, determine a quantidade de medicamento num cartucho e, em seguida, divida o total de medicamento pela quantidade de medicamento num cartucho.

Um exemplo para calcular a dosagem máxima do medicamento e o número de cartuchos é o seguinte na figura representada [10 5]

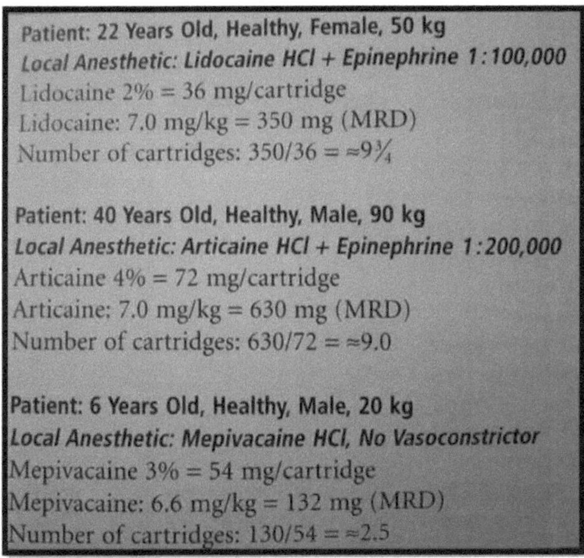

Fig. 58 Exemplo de cálculo de dosagem para LA

<u>ADIANTAMENTOS</u>

Os anestésicos actuais podem ser administrados com um mínimo de irritação e pouca preocupação com a estimulação de reacções alérgicas. Está disponível uma variedade de agentes e técnicas que proporcionam um rápido início da anestesia cirúrgica com uma duração adequada.[106]

Dispositivo vibrotáctil

<u>Vibraject</u>

É um pequeno acessório a pilhas que se encaixa na seringa dentária normal. Emite uma vibração de alta frequência para a agulha que é suficientemente forte para ser sentida pelo doente. **Nanitsos et al.**[106] e **Blair**[106] recomendaram a utilização do VibraJect para a injeção indolor. **Saijo et al.**[107] avaliaram a eficácia da VibraJect em combinação com um dispositivo de injeção eléctrica. Também não encontraram uma diminuição estatisticamente significativa na pontuação da dor aquando da inserção da agulha ou da injeção de anestésico.

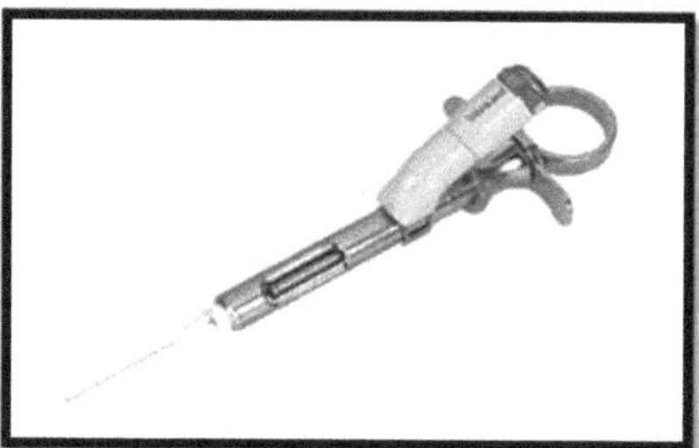

Fig. 59 Vibraject, Metwalli KI, et al (2023)

<u>DentalVibe</u>

Outro sistema que utiliza o desvio de vibração com base na teoria da porta da dor é o DentalVibe (BING Innovations LLC, Crystal Lake, IL, EUA), recentemente introduzido. Trata-se de um dispositivo portátil, recarregável e sem fios que fornece micro-oscilações suaves, pulsadas e percussivas ao local onde está a ser administrada uma injeção. A sua ponta vibratória em forma de U ligada a um motor Vibra-Pulse controlado por microprocessador estimula suavemente os receptores sensoriais no local da injeção, fechando eficazmente a porta neural da dor, bloqueando a sensação dolorosa das injecções. Também ilumina a área de injeção e possui um acessório para retrair o lábio ou a bochecha.

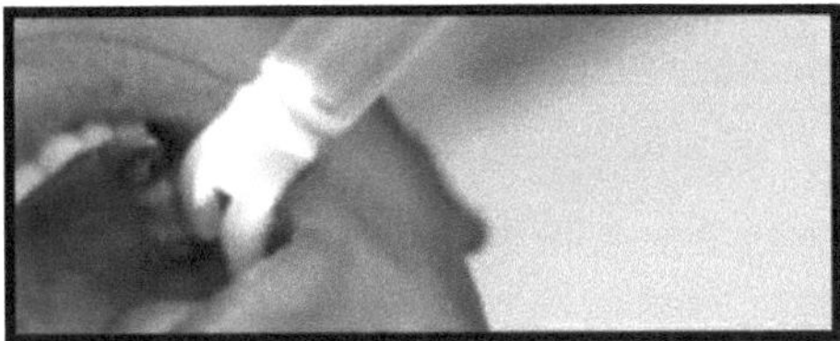

Fig. 60 DentalVibe, Metwalli KI, et al (2023)

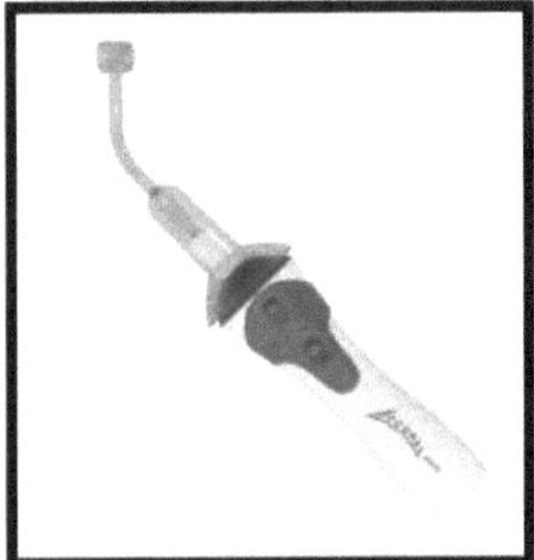

Fig. 61 Accupal Metwalli KI, et al (2023)

<u>Accupal</u>

O Accupal (Hot Springs, AR, EUA) é um dispositivo sem fios que utiliza tanto a vibração como a pressão para pré-condicionar a mucosa oral. O Accupal exerce pressão e vibra o local da injeção 360° antes da penetração da agulha, o que fecha a "porta da dor", de acordo com o fabricante. Depois de colocar o dispositivo no local da injeção e aplicar uma pressão moderada, a unidade ilumina a área e começa a vibrar. A agulha é colocada através de um orifício na cabeça da ponta descartável, que está ligada ao motor. Utiliza uma pilha standard AAA.

Em meados da década de 1990, começou-se a trabalhar no desenvolvimento de sistemas de administração de anestésicos locais que incorporavam tecnologia informática para controlar a taxa de fluxo da solução anestésica através da agulha. Este conceito é atualmente designado por administração de anestésico local controlada por computador (CCLAD).

A varinha (Milestone Scientific, Inc, Livingston, NJ)

Quando foi introduzido pela primeira vez, o Wand foi o primeiro sistema de administração de anestésicos dentários controlado por computador. A promoção do produto e a formação inundaram a profissão com sugestões de que as injecções lentas e controladas poderiam ser um "construtor de prática eficiente e uma poupança de tempo". A peça de mão leve e facilmente manipulável é uma vantagem significativa. Foi demonstrado que uma técnica de rotação bidirecional elimina a deflexão da agulha e sugere-se que reduza o desconforto da penetração mucogengival.

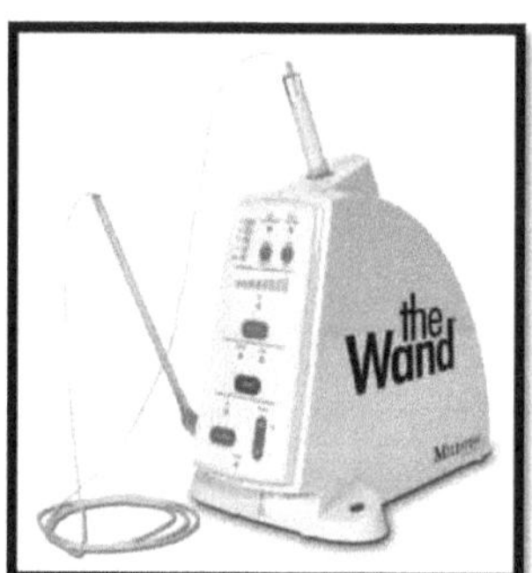

Fig. 62 A varinha mágica , Metwalli KI, et al (2023)

<u>Seringa Comfort Control (Midwest Dentsply, Des Plaines, IL)</u>

Este sistema pré-programado de administração de anestesia local oferece uma escolha selecionável da taxa de administração por técnica. Utiliza uma unidade de acionamento activada manualmente (em oposição a um reóstato ativado pelo pé) para a administração pré-programada de injeção lenta, velocidade de injeção aumentada e modos de aspiração. Uma vez selecionado o formato de injeção e o caudal, 10 segundos permitem a deposição inicial de solução lenta. Subsequentemente, o caudal aumentará para a velocidade pré-selecionada. [108]

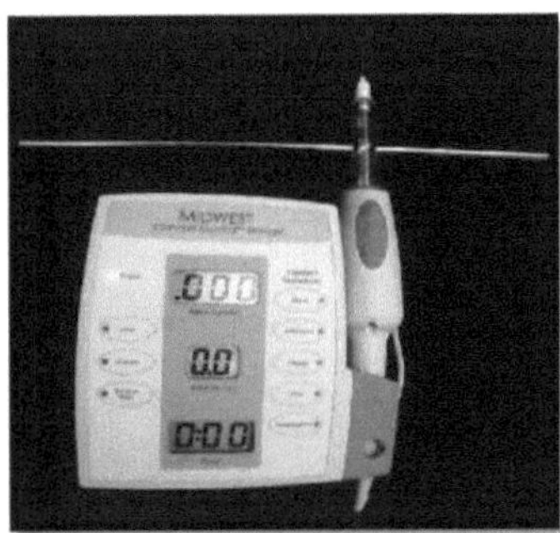

Fig. 63 Seringa de controlo de conforto
Metwalli KI, et al (2023)

<u>**Syrijet**</u>

O Syrijet Mark II (Keystone Industries [também conhecido como Mizzy], Cherry Hill, NJ, EUA) está no mercado há quase 40 anos e tem tido alguns pequenos melhoramentos ao longo dos anos. Algumas das boas características do dispositivo são o facto de aceitar os cartuchos padrão de 1,8 ml de solução de AL (garantindo assim a esterilidade da solução), permitir a administração de um volume variável de solução de 0 a 0,2 ml e ser completamente autoclavável. [108]

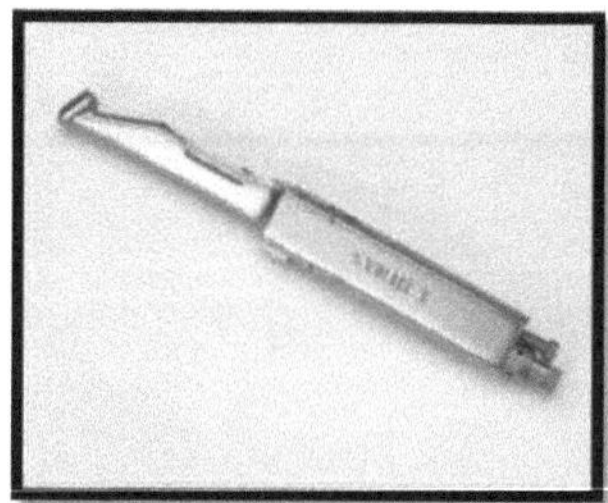

Fig. 64 Syrijet Metwalli KI, et al (2023)

<u>**MED-JET H ITT**</u>

O MED-JET (Medical International Technologies, Montreal, QC, Canadá) foi lançado em 2011 com a alegação do fabricante de que a medicação a ser injectada com o dispositivo é dirigida através de um pequeno orifício 7 vezes mais pequeno do que a agulha mais pequena disponível no mundo. Este fluxo extremamente pequeno de líquido sob pressão perfura e, em seguida, o restante da dose será disperso na camada de tecido desejada.[108]

A singularidade do sistema é a sua capacidade de utilizar métodos de administração de baixa pressão sem comprometer a precisão, a conveniência e a facilidade de utilização - garantindo simultaneamente o conforto do doente, a segurança ambiental e a acessibilidade do utilizador.

Nos últimos anos, tem-se assistido a uma evolução no sentido do desenvolvimento e introdução de seringas de "segurança", tanto na medicina como na medicina dentária. A utilização de uma seringa de segurança minimiza o risco de ferimentos acidentais por picada de agulha que ocorram a um profissional de saúde dentária com uma agulha contaminada após a administração de AL. Estas seringas possuem uma bainha que "trava" sobre a agulha quando esta é removida dos tecidos do doente, impedindo a picada acidental da agulha. [108]

Seringa Ultra Safety Plus XL

A seringa Ultra Safety Plus XL (Septodont, Lancaster, PA, EUA) tem um escudo protetor descartável estéril que está equipado com uma agulha dentária na qual são colocados os carpules anestésicos. O conjunto do êmbolo é reutilizável e autoclavável. A seringa Ultra Safety Plus XL oferece proteção contra a agulha porque esta é coberta antes e depois da injeção, e a agulha não tem de ser desmontada antes de ser eliminada, o que protege ainda mais o trabalhador que está a limpar a bandeja dentária. Os profissionais que utilizaram este tipo de seringa referiram que era necessário mais tempo para mudar os carpules anestésicos.

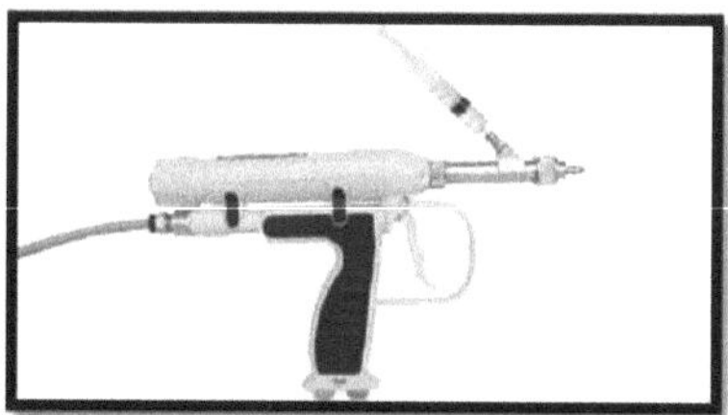

Fig. 65 Med Ject H III Metwalli KI, et al (2023)

128

Seringa UltraSafe

A seringa UltraSafe (Safety Syringes Inc, Carlsbad, CA, EUA) é uma seringa e agulha descartáveis com um corpo de seringa de plástico transparente, que tem uma bainha de agulha retrátil. Os profissionais podem ver o conteúdo do carpule através do corpo da seringa de plástico transparente; isto é ainda mais útil na aspiração e na visualização do conteúdo anestésico e também protege o profissional de lesões, uma vez que a agulha é coberta antes e depois da injeção. A diferença entre este tipo de seringa e a seringa Ultra Safety Plus XL é que na seringa UltraSafe todo o conjunto é descartável e não é autoclavável.

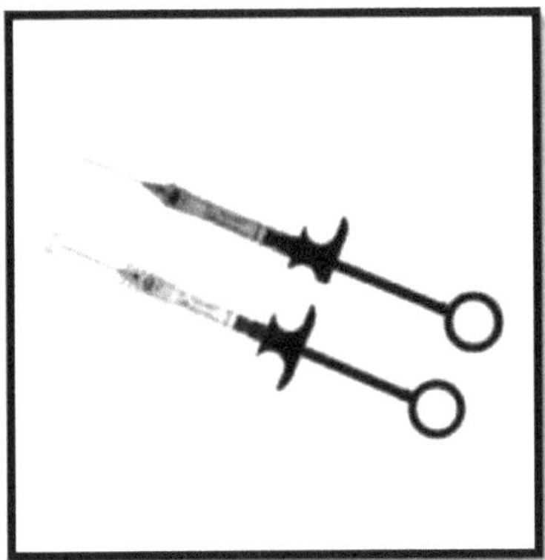

Fig. 66 Seringa Ultra Safety Plus XL Metwalli KI, et al (2023)

Seringa HypoSafety

A seringa HypoSafety (Dentsply MPL Technologies, Susquehanna, PA, EUA) é uma combinação de seringa e agulha de plástico descartável translúcida. A agulha pode ser recolhida para o interior do corpo da seringa após a injeção. Assim, a agulha é coberta antes e depois da injeção, o que minimiza a possibilidade de ferimentos por picada de agulha para os profissionais. O obstáculo deste tipo de seringa é o facto de o dentista não poder voltar a expor a proteção de segurança para administrar uma segunda injeção se a agulha tiver sido dobrada; isto pode, por conseguinte, atrasar o procedimento e exigirá a utilização de uma segunda seringa no caso de ter sido utilizada uma técnica de agulha dobrada. [10 8]

SafetyWand™

Em resposta à Lei de Prevenção e Segurança de Agulhas, a SafetyWand foi desenvolvida para ser utilizada com o sistema CompuDent. O sistema de segurança tem uma pega semelhante a uma caneta que permite o máximo controlo tátil e um design auto-retrátil que protege a agulha quando não está a ser utilizada. É mais leve do que uma seringa tradicional e a proteção é accionada com uma só mão, o que aparentemente torna a sua utilização mais segura. O fabricante (Milestone Scientific Inc, Livingston, NJ, EUA) afirma que é o primeiro dispositivo de injeção patenteado a estar totalmente em conformidade com os regulamentos OSHA ao abrigo da lei federal Needlestick Safety Act.

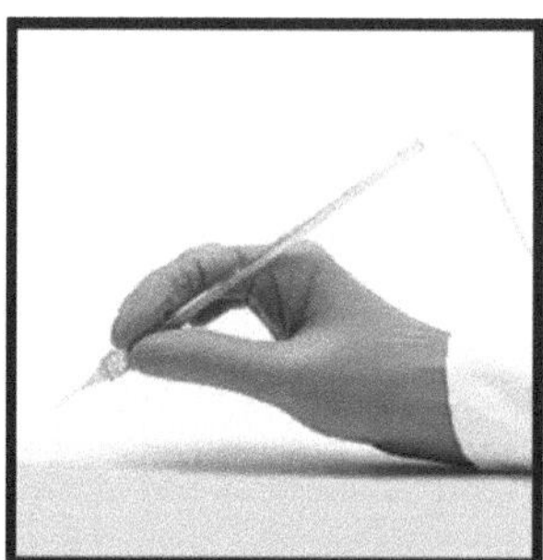

Fig. 67 Varinha de segurança Metwalli KI, et al (2023)

Seringa de segurança RevVac

A seringa de segurança RevVac funciona da mesma forma que uma seringa convencional normal. Não necessita de formação, competências ou procedimentos adicionais. Funciona com base num conceito simples, em que retrair e pressionar o êmbolo cria um vácuo robusto no momento da utilização. Quando o êmbolo atinge o fundo, depois de todo o medicamento ter sido administrado, uma nova pressão no êmbolo quebra o selo e a agulha retrai-se para dentro do êmbolo. A seringa não pode ser reutilizada. A seringa de segurança RevVac™ é aprovada pela FDA. [10 8]

Vários sistemas foram desenvolvidos para obter a anestesia IO. Embora existam diferenças significativas entre eles, todos têm como objetivo injetar uma solução anestésica local no osso esponjoso adjacente ao ápice do dente. Estes sistemas são: Stabident (Fairfax Dental, Miami, Flórida), X-tip (Dentsply International Inc, Tulsa, OK, EUA), e IntraFlow (Pro-Dex Incorporated, Santa Ana, CA, EUA).

Stabident

Numerosos estudos demonstraram que o sistema Stabident é seguro e eficaz quando utilizado de acordo com as instruções. As vantagens do produto são o facto de ser relativamente barato e poder ser utilizado com equipamento já existente num consultório dentário: Uma peça de mão de velocidade lenta com um contra-ângulo de bloqueio para o perfurador e uma seringa de anestésico dentário normal para a agulha. A principal desvantagem do dispositivo é que a perfuração tem de ser feita num local razoavelmente acessível e visível na gengiva anexa distal ao dente a ser anestesiado. Se a zona de penetração estiver localizada na mucosa alveolar que se move quando o perfurador é retirado, pode ser extremamente difícil localizar o local da perfuração com a agulha anestésica.

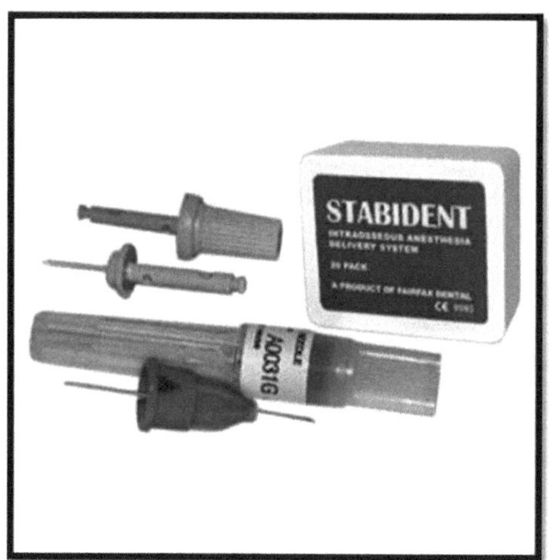

Fig. 68 Stabident Metwalli KI, et al (2023)

X- Dica

Tendo em conta a dificuldade acima referida do sistema Stabident em localizar o orifício de perfuração, a X-Tipo resolve este problema transformando a própria broca piloto num tubo oco através do qual pode passar uma agulha de calibre 27. A broca inicial mantém-se no lugar, permitindo que o anestésico seja colocado sem ter de procurar o orifício que acabou de ser criado. Foi relatado que a X-Tip provoca mais dor pós-operatória nos homens, 1 a 3 dias após o procedimento, o que pode ser causado por uma maior formação de calor durante a perfuração, devido ao diâmetro mais largo da broca e da manga guia da X-Tip. O fabricante (Dentsply International Inc, Tulsa, OK, EUA) descontinuou o fabrico da X-Tip atualmente. [108]

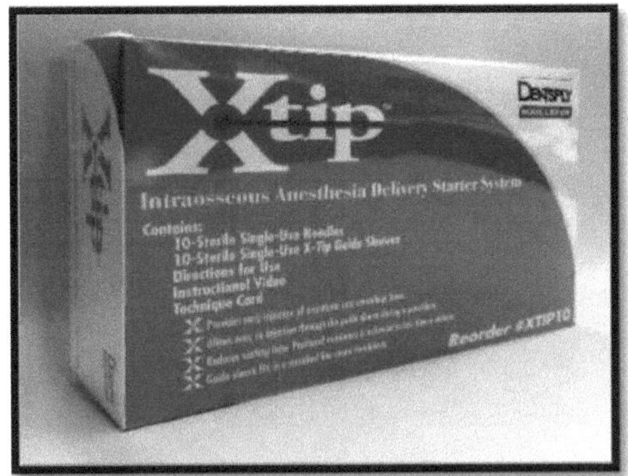

Fig. 69 Xtip Metwalli KI, et al (2023)

<u>**IntraFlow**</u>

O dispositivo IntraFlow (Pro-Dex Medical Devices, Irvine, CA, EUA) é essencialmente uma peça de mão dentária equipada com um sistema de injeção incorporado no corpo. A maior vantagem do sistema de anestesia IntraFlow é que permite a entrada na zona de penetração, a injeção e a retirada num passo contínuo, sem necessidade de deslocar o local da perfuração. Este método de passo único pode ser útil em zonas de penetração que são difíceis de visualizar ou aceder, tais como as áreas do segundo e, por vezes, do primeiro molar, ou onde há perda óssea horizontal ou uma faixa limitada de gengiva anexada na zona de penetração desejada. [108]

Um estudo recente concluiu que o IntraFlow proporciona uma anestesia fiável dos dentes mandibulares posteriores em 13 de 15 indivíduos, em comparação com 9 de 15 com um bloqueio do nervo alveolar inferior. As desvantagens do IntraFlow são os custos de arranque e manutenção, e o facto de o dispositivo poder ocasionalmente libertar anestésico, especialmente se não for montado corretamente.

O que poderá vir a seguir na frente da anestesia dentária? À medida que os lasers dentários continuam a evoluir e se tornam cada vez mais refinados, podem ainda alcançar a sua promessa inicial de fornecer "medicina dentária indolor sem agulha ou broca". Tal acontecimento irá certamente inaugurar uma nova era de conforto para o paciente, diminuindo potencialmente o número de pacientes com fobia dentária. A perspetiva é verdadeiramente excitante. [108]

Analgesia a laser É uma biomodulação não invasiva e não termogénica da polpa dentária, que utiliza a terapia laser de baixa intensidade (LLLT). Esta terapia LLLT não provoca uma anestesia profunda (ausência total de sensação), semelhante à anestesia local infiltrativa. Funciona segundo o princípio da modificação do comportamento da membrana das células neuronais, causando assim uma perturbação temporária na bomba Na-K, o que resulta na perda de transmissão de impulsos e na obtenção do efeito analgésico. Por conseguinte, a aceitação de um tratamento dentário a laser reduz a ansiedade das crianças e dos adolescentes.

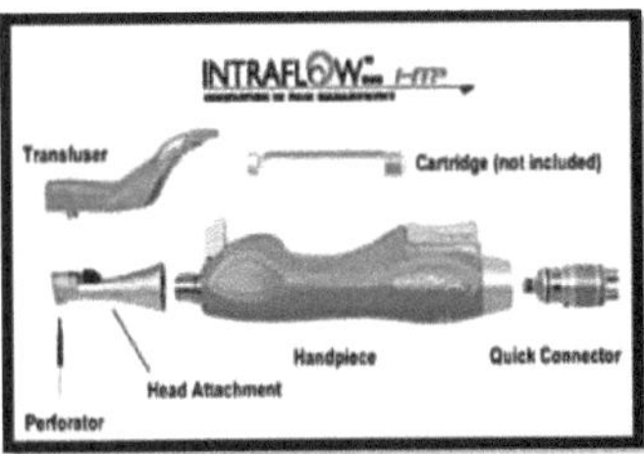

Fig. 70 Intrafluxo Metwalli KI, et al (2023)

Chan et al. validaram que o laser Nd:YAG induziu efetivamente uma analgesia pulpar semelhante à do creme anestésico EMLA a 5% e sugeriram que o laser pode ser uma alternativa inovadora e não invasiva para o tratamento de crianças com fobia a agulhas.

Efthymiou et al. afirmaram que a terapia de fotobiomodulação com laser produz anestesia pulpar adequada em dentes permanentes cariados durante o preparo cavitário.

Poli et al. sugeriram a analgesia induzida por laser como uma modalidade viável e eficaz que afecta a perceção da dor e altera as respostas dos doentes com níveis de ansiedade reduzidos devido à sua invasividade limitada.

Anestesia virtual:

As técnicas de distração são as técnicas comportamentais mais amplamente praticadas para aliviar a ansiedade dentária. Atualmente, os dispositivos de realidade virtual (RV) são formas de distração mais envolventes. Embora tenha certas limitações, vários autores afirmaram que diminui a dor e aumenta a satisfação do paciente durante os procedimentos médicos.

Ensaios clínicos sobre a RV relataram uma redução subjectiva e objetiva da dor e da ansiedade durante procedimentos dentários em crianças. Estas observações recomendam que a RV pode ser utilizada como uma ferramenta adjuvante na analgesia não farmacológica.

Devido a este potencial analgésico em RV, esta situação é designada por "anestesia virtual".

Atzori et al. e Nunna et al. sugeriram que a RV é uma técnica útil que ajuda as crianças a lidar com obturações e extracções dentárias de uma forma não stressante e com níveis de diversão mais elevados do que a sua contraparte.

Dispositivo Buzzy®:

Trata-se de um dispositivo em forma de abelha que inclui dois componentes: a vibração do corpo da abelha e as asas de gelo amovíveis. Funciona com base no princípio da teoria do controlo da porta e dos controlos inibitórios descendentes. Mais precisamente, a vibração produzida pelo corpo da abelha bloqueia as fibras aferentes receptoras de dor (fibras A-delta e C), resultando na redução da dor.

Por outro lado, devido à aplicação persistente de frio (30-60 segundos), estimula as fibras nociceptivas C e bloqueia os sinais A-delta quando administrado nas proximidades da área de nocicepção.

Suohu et al. sugeriram que a aplicação externa de frio e vibração perto do local de administração da anestesia local, utilizando o dispositivo Buzzy® , pode reduzir a dor e a ansiedade em crianças durante a administração de anestesia local adjacente ao dente nos dentes maxilares e mandibulares, que são indicados para procedimentos invasivos.

Bilsin et al. referiram que o arrefecimento externo e a vibração no local de administração do anestésico local adjacente ao dente tiveram um resultado significativo na dor das crianças durante a extração de dentes decíduos mandibulares.

Crioanestesia:

Trata-se de um processo de aplicação de frio utilizando sprays refrigerantes ou gelo numa parte do corpo confinada para impedir a condução de impulsos de dor pelos nervos. Assim, a aplicação tópica de frio excita as fibras A mielinizadas e estimula as vias inibitórias da dor.

O arrefecimento provoca neuropraxia ao diminuir o limiar dos nociceptores dos tecidos e os sinais nervosos de condução, que transmitem a dor.

Hindocha et al., num estudo cruzado e aleatório, afirmaram que a aplicação de gelo na mucosa oral como anestesia tópica antes da injeção tem um impacto idêntico ao do gel de lidocaína a 5% durante a inserção da agulha. Este efeito anestésico tópico persiste durante um minuto após a sua aplicação.

Hameed et al. sugeriram que o pré-arrefecimento no local da injeção com um spray refrigerante de tetrafluoretano teve uma eficácia significativamente maior na eliminação da dor do que o spray tópico de lidocaína em doentes dentários pediátricos.

Este spray de tetrafluoretano refrigerante tinha outros benefícios, como a boa aceitação dos pacientes devido ao seu sabor agradável.

<u>CONCLUSÃO</u>

- As melhorias nos agentes e técnicas para anestesia local são possivelmente os avanços mais importantes na ciência dentária que ocorreram nos últimos 100 anos. Os agentes atualmente disponíveis em medicina dentária têm a maioria das características de um anestésico local ideal.

- A importância da anestesia local não pode ser exagerada. Sem a anestesia local, muitos dos procedimentos cirúrgicos e dentários actuais não poderiam ser realizados sem métodos mais invasivos para obter o conforto do doente. Com investigação e inovação contínuas, o campo da anestesia local continuará a avançar na eterna procura do controlo da dor.

- Os anestésicos locais fizeram um grande avanço na medicina dentária e alteraram em grande medida as perspectivas dos doentes relativamente aos procedimentos dentários. Ainda há espaço para o aperfeiçoamento de técnicas indolores na administração de anestésicos locais. É importante que os clínicos estejam familiarizados com todos os dispositivos e técnicas de anestesia local disponíveis para procedimentos dentários, de modo a explorá-los da melhor forma.

REFERÊNCIAS

1. Nathan J, Asadourian L, Erlich MA. Uma breve história da anestesia local. Int J Head Neck Surg 2016; 7(1):29-32.

2. Haas DA. Uma atualização sobre anestésicos locais em medicina dentária. J Can Dent Assoc. 2002;68:546-551.

3. Robinson, Victor, M.D. Victory Over Pain: A History of Anesthesia [Vitória sobre a dor: uma história da anestesia]. Nova Iorque: Henry Schuman, 1946.

4. Shehab LA, Basheer B, Baroudi K. Eficácia do sistema de lidocaína Denti patch® versus gel de lidocaína como agente anestésico tópico em crianças. J Indian Soc Pedod Prev Dent 2015 Oct-Dec;3(4):285-290.

5. Tandon S, Kalia G, Sharma M, Mathur R, Rathore K, Gandhi M. Avaliação comparativa do vibrador da mucosa com gel anestésico tópico para reduzir a dor durante a administração de anestesia local em doentes pediátricos: Um estudo in vivo. Int J Clin Pediatr Dent 2018;11(4):261-265.

6. Saxena P, Gupta SK, Newaskar V, Chandra A. Avanços nas técnicas e dispositivos de anestesia local dentária: Uma atualização. Natl J Maxillofac Surg 2013;4:19-24.

7. Ashraf, H., Kazem, M., Dianat, O., & Noghrehkar, F. (2013). Eficácia da Articaína versus Lidocaína na Anestesia de Bloqueio e Infiltração Administrada em Dentes com Pulpite Irreversível: Um Estudo Prospetivo, Randomizado e Duplo-Cego. Jornal de Endodontia, 39(1), 6-10.

8. Meric Karapinar-Kazandag, Jale Tanalp, Handan Ersev, "Efeito da pré-medicação no sucesso do bloqueio do nervo alveolar inferior em pacientes com pulpite irreversível: A Systematic Review of the Literature", BioMed Research International, vol. 2019, Artigo ID 6587429, 25 páginas, 2019.

9. Ryalat ST, Al-Shayyab MH, Amin W, Al-Ryalat SA, Al-Ryalat N, Sawair F. Eficácia da anestesia intraligamentar na extração do primeiro molar superior. J Pain Res. 2018;11:1829-1833. Publicado em 12 de setembro de 2018.

10. Bordianu A., Bobirca F. Cirurgia do cancro da pele facial sob anestesia local. Jornal de Medicina e Vida Vol. 11, Edição 3, julho-setembro de 2018, pp. 231237.

11. Bansal SK, Kaura S, Sangha PK, Kaur P, Bahl R, Bansal S. Comparação da eficácia anestésica de 4% de articaína versus 2% de lignocaína. Indian J Dent Sci 2018;10:92-7

12. Ashwath B, Subramoniam S, Vijayalakshmi R, Shanmugam M, Priya BM, Anitha V. Eficácia anestésica da articaína a 4% e da lidocaína a 2% na obtenção de anestesia palatina após uma única infiltração bucal durante a terapia periodontal: Um estudo randomizado duplo-cego de boca dividida. J Anaesthesiol Clin Pharmacol 2018;34:107-110.

13. Sharan S, Goswami M, Kaul R, Rahman B, Farooq S. Avaliação comparativa da eficácia da técnica de injeção intraligamentar utilizando articaína e lidocaína para extração de dentes posteriores mandibulares primários. Int J Pedod Rehabil 2018;3:62-6

14. Dixit U. B., Joshi A. V, Eficácia da anestesia local intra-óssea para procedimentos restauradores em dentes afetados pela hipomineralização do incisivo molar em crianças Contemp Clin Dent. 2018 Sep; 9(Suppl 2): S272-S277.

15. Klingberg G, Ridell K, Brogardh-Roth S, Vall M, Berlin H. Analgesia local em odontopediatria: uma revisão sistemática de técnicas e agentes farmacológicos. Eur Arch Paediatr Dent. 2017;18(5):323-329.

16. AlHindi M, Rashed B, AlOtaibi N. Taxa de insucesso do bloqueio do nervo alveolar inferior entre estudantes e estagiários de medicina dentária. Saudi Med J. 2016;37(1):84-89.

17. Salati, Sajad. (2016). Minimizando a dor na injeção de anestesia local - Uma revisão. 26. 138-141.

18. Ashraf H, Kazem M, Dianat O, Noghrehkar F. Eficácia da articaína versus lidocaína na anestesia de bloqueio e infiltração administrada em dentes com pulpite irreversível: um estudo prospetivo, aleatório e em dupla ocultação. J Endod. 2013 Jan;39(1):6-10.

19. Al-Kahtani A. Efeito do anestésico local de ação prolongada na dor pós-operatória em dentes com pulpite irreversível: Ensaio clínico aleatório. Saudi Pharm J. 2014 Jan;22(1):39-42.

20. Kanaa MD, Whitworth JM, Meechan JG. Uma comparação da eficácia da

articaína a 4% com epinefrina 1:100.000 e da lidocaína a 2% com epinefrina 1:80.000 na obtenção de anestesia pulpar em dentes maxilares com pulpite irreversível. J Endod. 2012 Mar;38(3):279-82.

21. Shipton EA. Novas formulações de anestésicos locais - parte I. Anesthesiol Res Pract. 2012.

22. M. D. Wiles e M. H. Nathonson. Anestésicos locais e adjuvantes - desenvolvimentos futuros. The Association of Anaesthetists of Great Britain and Ireland (Associação de Anestesistas da Grã-Bretanha e Irlanda). 2010, 65 (Suppl. 1), páginas 22-37.

23. Garisto GA, Gaffen AS et al. Ocorrência de parestesia após a administração de anestésicos locais dentários nos Estados Unidos. Br Dent J 209, 509 (2010).

24. Srinivasan N, Kavitha M, Loganathan CS, Padmini G. Comparação da eficácia anestésica da articaína a 4% e da lidocaína a 2% para infiltração bucal maxilar em pacientes com pulpite irreversível. Oral Surg Oral Med Oral Pathol Oral Radiol Endod. 2009 Jan;107(1):133-6.

25. Pabst L, Nusstein J, Drum M, Reader A, Beck M. A eficácia de uma infiltração bucal repetida de articaína no prolongamento da duração da anestesia pulpar no primeiro molar inferior. Anesth Prog. 2009;56(4):128-134.

26. Nanitsos E, Vartuli R, Forte A, Dennison PJ, Peck CC. O efeito da vibração na dor durante as injecções de anestesia local. Aust Dent J. 2009 Jun;54(2):94-100.

27. Robertson D, Nusstein J, Reader A, Beck M, McCartney M. A eficácia anestésica da articaína na infiltração bucal de dentes posteriores mandibulares. J Am Dent Assoc. 2007 Aug;138(8):1104-12.

28. Sierra Rebolledo A, Delgado Molina E, Berini Aytís L, Gay Escoda C. Estudo comparativo da eficácia anestésica da articaína a 4% versus lidocaína a 2% no bloqueio do nervo alveolar inferior durante a extração cirúrgica de terceiros molares inferiores impactados. Med Oral Patol Oral Cir Bucal. 2007 Mar 1;12(2):E139-44.

29. Pozos AJ, Martinez R, Aguirre P, Perez J. Os efeitos do tramadol adicionado à articaína na duração da anestesia. Oral Surg Oral Med Oral Pathol Oral Radiol Endod. 2006 Nov;102(5):614-7.

30. Neves RS, Neves IL, Giorgi DM, Grupi CJ, César LA, Hueb W, Grinberg M.

Efeitos da epinefrina na anestesia local odontológica em pacientes com doença arterial coronariana. Arq Bras Cardiol. 2007 May;88(5):545-51.

31. Costa CG, Tortamano IP, Rocha RG, Francischone CE, Tortamano N. Períodos de início e duração da infiltração de articaína e lidocaína na maxila. Quintessence Int. 2005 Mar;36(3):197-201.

32. Bader JD, Bonito AJ, Shugars DA. Efeitos cardiovasculares da epinefrina em pacientes dentários hipertensos: Resumo. 2002 Mar. Em: AHRQ Evidence Report Summaries. Rockville (MD): Agência para a Investigação e Qualidade dos Cuidados de Saúde (EUA); 1998-2005. 48.

33. Michael E. Johnson, J. Armando Saenz, Assir Daniel DaSilva, Cindy B. Uhl, Gregory J. Gores; Effect of Local Anesthetic on Neuronal Cytoplasmic Calcium and Plasma Membrane Lysis (Necrosis) in a Cell Culture Model. Anesthesiology 2002; 97:1466-1476.

34. Mert T, Gunes Y, Guven M, Gunay I, Ozcengiz D. Comparação dos bloqueios da condução nervosa por um opióide e um anestésico local. Eur J Pharmacol. 2002 Mar 29;439(1-3):77-81.

35. Oertel R, Oertel A, Weile K, Gramatté T, Feller K. Die Konzentration von Lokalanasthetika in der Zahnalveole. Vergleichende Untersuchungen von Lidocain und Articain im Unter- und Oberkiefer [A concentração de anestésicos locais no alvéolo dentário. Estudos comparativos da lidocaína e da articaína na mandíbula e na maxila]. Schweiz Monatsschr Zahnmed. 1994;104(8):952-5. Alemão.

36. Meechan JG, Venchard GR, Rogers SN, Hobson RS, Prior I, Tavares C, Melnicenko S. Local anaesthesia and dry socket. Uma investigação clínica de extracções simples em pacientes do sexo masculino. Int J Oral Maxillofac Surg. 1987 Jun;16(3):279-84.

37. Denise Prichard. Uma breve história da anestesia dentária Por Denise Prichard. Spear Education. 9 de agosto de 2013.

38. Kravetz RE. Seringa hipodérmica. Am J Gastroenterol 2005 Dec;100(12):2614- 2615.

39. Wells H: A History of the Discovery of the Application of Nitrous Oxide Gas, Ether and Other Vapors to Surgical Operations (História da Descoberta da

Aplicação do Gás de Óxido Nitroso, Éter e Outros Vapores em Operações Cirúrgicas). Hartford, J Gaylord Wells, 1847, pp 5-14

40. Greene NM: Anestesia e o desenvolvimento da cirurgia (1846-1896). Anesth Analg 1979; 58:5-12

41. Guerra F: The Pre-Columbian Mind. Londres, Seminar Press, 1971, pp 47, 52, 126, 191

42. Torres E: Prólogo. En: P. Bernabe Cobo. Historia del Nuevo Mundo. Madrid, Colección Cisneros, Editorial Atlas, 1943, pp. 5-6

43. Niemann A: Sobre uma nova base orgânica no padrão do cacau. Arch Pharm 1860;153:129-55, 291-308

44. Jesús Calatayud, Ángel González. História do Desenvolvimento e Evolução da Anestesia Local Desde a Folha de Coca. Anestesiologia 2003; 98:1503-8

45. Liljestrand G: Carl Koller e o desenvolvimento da anestesia local. Ata Physiol Scand Suppl 1967; 299:3-30

46. Olch PD, William S: Halsted e a anestesia local: Contribuições e complicações. Anesthesiology 1975; 42:479-86

47. Hall RJ: Hidroclorato de cocaína. N Y Med J 1884; 40:643-4

48. Anónimo: Cocaína. Br Med J 1979; 1:971-2

49. Link WJ: Alfred Einhorn, Sc. D: Inventor da novocaína. Dent Radiog Photog 1959; 32:1, 20

50. Fischer G. Local anesthesia in dentistry: with special reference to infiltration and conduction anesthesia; a text-book for dentists, physicians and students. Henry Kimpton; 1933;p.228.

51. Lofgren N, Lundquist B: Estudos sobre os anestésicos locais: II. Svenks Kem Tidskr 1946; 58:206-17

52. Gazal G. A articaína é mais potente do que a mepivacaína para uso em cirurgia oral? J Oral Maxillofac Res 2018; 9: e5.

53. Siyi Yu, Bin Wang, , Jiqin Zhang, Kaiyun Fang. O desenvolvimento de anestésicos locais e as suas aplicações para além da anestesia. Int J Clin Exp Med 2019;12(12):13203-13220

54. C. Richard Bennett. Monheim's Local Anesthesia and Pain Control in Dental

Practice (Anestesia local e controlo da dor na prática dentária). Sétima edição. Pág. nº 126.

55. Hodgkin, AL, Huxley, AF: Uma descrição quantitativa da corrente de membrana e sua aplicação à condução e excitação nervosas. J Physiol (Londres). 117, 1954, 500-544.

56. Stanley F. Melamed. Handbook of Local Anesthesia (Manual de Anestesia Local). Sexta edição. Pág. nº 7

57. Noback, CR, Demarest, RJ: The human nervous system: basic principles of neurobiology. ed 3, 1981, McGraw-Hill, New York, pp 44-45.

58. Keynes, RD: Ion channels in the nerve-cell membrane (Canais de iões na membrana das células nervosas). Sci Am. 240, 1979, 326335.

59. Cattarall, WA: Estrutura e função dos canais iónicos sensíveis à voltagem. Science. 242, 1988, 50-61.

60. Stanley F. Melamed. Handbook of Local Anesthesia (Manual de Anestesia Local). Sexta edição. Pg. no 11

61. de Jong, RH, Wagman, IH: Mecanismos fisiológicos do bloqueio de nervos periféricos por anestésicos locais. Anesthesiology. 24, 1963, 684-727.

62. Shandler L. Mecanismo de ação dos anestésicos locais. J Am Dent Soc Anesthesiol. 1965;12(2):62-66.

63. Dettbarn, WD: The acetylcholine system in peripheral nerve (O sistema de acetilcolina no nervo periférico). Ann N Y Acad Sci. 144, 1967, 483-503.

64. Goldman, DE, Blaustein, MP: Iões, fármacos e a membrana do axónio. Ann N Y Acad Sci. 137, 1966, 967-981.

65. Wei, LY: Papel dos dipolos de superfície na membrana do axónio. Science. 163, 1969, 280282.

66. Butterworth, JF IV, Strichartz, GR: Mecanismos moleculares da anestesia local: uma revisão. Anesthesiology. 72, 1990, 711-734.

67. Ritchie, JM: The distribution of sodium and potassium channels in mammalian myelinated nerve (A distribuição dos canais de sódio e potássio nos nervos mielinizados dos mamíferos). Em Ritchie, JM, Keyes, RD, Bolis, L (Eds.): Ion

channels in neural membranes. 1986, Alan R Liss, Nova Iorque.

68. Stanley F. Melamed. Handbook of Local Anesthesia (Manual de Anestesia Local). Sexta edição. Pág. nº 20

69. Becker DE, Reed KL. Anestésicos locais: revisão das considerações farmacológicas. Anesth Prog. 2012;59(2):90-103. doi:10.2344/0003-3006- 59.2.90

70. Stanley F. Melamed. Handbook of Local Anesthesia (Manual de Anestesia Local). Sexta edição. Pág. nº 23

71. Cohen S, Burns RC: Pathways of the pulp, ed 6, St Louis, 1994, Mosby.

72. Robyn Gmyrek. Anestesia Local e Regional. Drogas e Doenças. Procedimentos clínicos. 2019.

73. Stanley F. Melamed. Handbook of Local Anesthesia (Manual de Anestesia Local). Sexta edição. Pág. nº 53

74. Grune & Stratton. Modificado de Covino BG, Vassallo HG: Local anesthetics: mechanisms of action and clinical use, Nova Iorque, 1976.

75. Stanley F. Melamed. Handbook of Local Anesthesia (Manual de Anestesia Local). Sexta edição. Pág. nº 26

76. Stanley F. Melamed. Handbook of Local Anesthesia (Manual de Anestesia Local). Sexta edição. Pg. no 57

77. Malamed, SF: Sedation: a guide to patient management. ed 4, 2003, Mosby, St Louis.

78. Wilson, AW, Deacock, S, Downie, IP, et al: Allergy to local anesthetic: the importance of thorough investigation. Br Dent J. 188, 2000, 320-322.

79. Malamed, SF, Yagiela, J: Anestésicos locais. Em ADA Guide to Dental Therapeutics. 1998, Associação Dentária Americana, Chicago.

80. Geddes, IC: Metabolismo dos agentes anestésicos locais. Int Anesthesiol Clin. 5, 1967, 525-549.

81. Van Oss, GE, Vree, TB, Baars, AM, et al: Pharmacokinetics, metabolism, and renal excretion of articaine and its metabolite articainic acid in patients after epidural administration. Eur J Anaesthesiol. 6, 1989, 19-56.

82. Adriani, J, Campbell, D: Fatalidades após a aplicação tópica de anestésicos

locais nas membranas mucosas. JAMA. 162, 1956, 1527.

83. Alston, TA: Antagonismo das sulfonamidas pela benzocaína e cloroprocaína. Anesthesiology. 76, 1992, 375-476.

84. Adriani, J, Zepernick, R: Eficácia clínica dos medicamentos utilizados para anestesia tópica. JAMA. 188, 1964, 93.

85. EMLA, MD Consult Disponível em http :// www . mdconsult . com / php / 250679983 - 2 / homepage, Revisto em 12 de maio de 2010. Acedido em 24 de maio de 2011.

86. Stanley F. Melamed. Handbook of Local Anesthesia (Manual de Anestesia Local). Sexta edição. Pág. n° 71

87. Stanley F. Melamed. Handbook of Local Anesthesia (Manual de Anestesia Local). Sexta edição. Pág. n° 72

88. Conselho de Materiais e Dispositivos Dentários: New American National Standards InstituteZAmerican Dental Association specification no. 34 for dental aspirating syringes. J Am Dent Assoc. 97, 1978, 236-238.

89. Conselho de Materiais, Instrumentos e Equipamento Dentários: Addendum to American National Standards InstituteZAmerican Dental Association specification no. 34 for dental aspirating syringes. J Am Dent Assoc. 104, 1982, 69-70.

90. Stanley F. Melamed. Handbook of Local Anesthesia (Manual de Anestesia Local). Sexta edição. Pág. n° 7889

91. Figge, FHJ, Scherer, RP: Estudos anatómicos sobre a penetração de jactos na pele humana para medicação subcutânea sem o uso de agulhas. Anat Rec. 97, 1947, 335, (resumo).

92. Margetis, PM, Quarantillo, EP, Lindberg, RB: Anestesia local por injeção a jato em medicina dentária: um relatório de 66 casos. US Armed Forces Med J. 9, 1958, 625-634.

93. Stanley F. Melamed. Handbook of Local Anesthesia (Manual de Anestesia Local). Sexta edição. Pág. no 9297

94. Hamburg, HL: Estudo preliminar da reação do paciente ao calibre da agulha. NY State Dent J. 38, 1972, 425-426.

95. Stanley F. Melamed. Handbook of Local Anesthesia (Manual de Anestesia

Local). Sexta edição. Pág. nº 101109.

96. Meechan, JG, McCabe, JF, Carrick, TE: Cartuchos de plástico para anestesia dentária: uma investigação laboratorial. Br Dent J. 169, 1990, 254-256.

97. Stanley F. Melamed. Handbook of Local Anesthesia (Manual de Anestesia Local). Sexta edição. Pág. no 189223

98. Stanley F. Melamed. Handbook of Local Anesthesia (Manual de Anestesia Local). Sexta edição. Pág. no 292 - 308

99. Bataineh, AB: Comprometimento do nervo sensorial após cirurgia do terceiro molar inferior. J Oral Maxillofac Surg. 59, 2001, 1012-1017.

100. Hillerup, S, Jensen, R: Lesão nervosa causada por analgesia de bloqueio mandibular. Int J Oral Maxillofac Surg. 35, 2006, 437-443.

101. Garisto, GA, Gaffen, AS, Lawrence, HP, et al: Ocorrência de parestesia após a administração de anestésicos locais dentários nos Estados Unidos. J Am Dent Assoc. 141, 2010, 836-844.

102. Speca, SJ, Boynes, SG, Cuddy, MA: Reacções alérgicas a formulações de anestésicos locais. Dent Clin North Am. 54, 2010, 655-664.

103. Aldrete, JA, Narang, R, Sada, T, et al: Reverse carotid blood flow: a possible explanation for some reactions to local anesthetics. J Am Dent Assoc. 94, 1977, 1142-1145.

104. Iwatsubo, T, Hirota, N, Ooie, T, et al: Prediction of in vivo drug metabolism in the human liver from in vitro metabolism data. Pharmacol Ther. 73, 1997, 147171.

105. Stanley F. Melamed. Handbook of Local Anesthesia (Manual de Anestesia Local). Sexta edição. Pg. no 36

106. Nanitsos E, Vartuli A, Forte A, et al. O efeito da vibração na dor durante as injecções de anestesia local. Aust Dent J 2009;54(2):94-100.

107. Saijo M, Ito E, Ichinohe T, et al. Falta de redução da dor por um acessório de anestésico local vibratório: um estudo piloto. Anesth Prog 2005;52(2):62-4.

108. Orrett E. Ogle, Ghazal Mahjoubi. Avanços na anestesia local em medicina

dentária. Dent Clin N Am 55 (2011) 481-499.

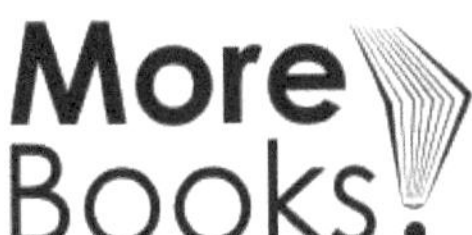

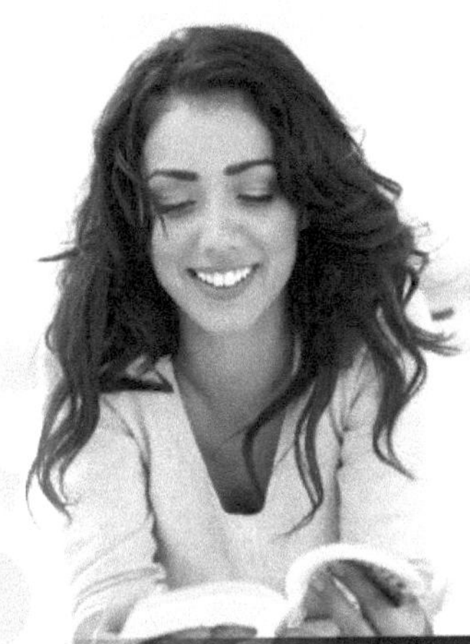

I want morebooks!

Buy your books fast and straightforward online - at one of world's fastest growing online book stores! Environmentally sound due to Print-on-Demand technologies.

Buy your books online at
www.morebooks.shop

Compre os seus livros mais rápido e diretamente na internet, em uma das livrarias on-line com o maior crescimento no mundo! Produção que protege o meio ambiente através das tecnologias de impressão sob demanda.

Compre os seus livros on-line em
www.morebooks.shop

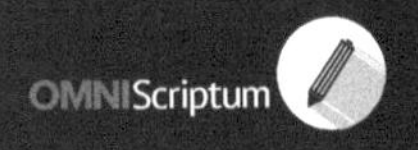

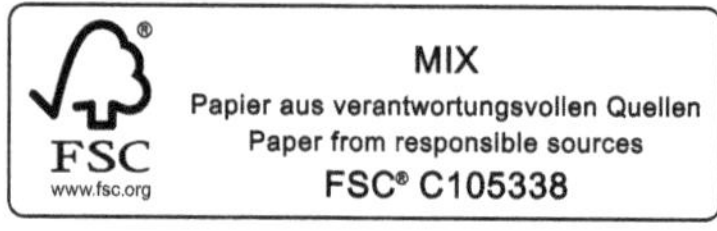

Printed by Books on Demand GmbH, Norderstedt / Germany